우리집에 꼭 필요한
건강 상식

우리집에
꼭 필요한
건강상식

히라이시 다카히사 지음 | 안윤선 옮김

나무생각

CONTENTS

제1장 물어보기조차 창피한
가정 의학 기본 상식

‘식후’는 식사가 끝난 직후를 의미하는 것이 아니다 12

‘식간’이란 식사가 끝난 2시간 후 14

화상을 입었을 때 얼음물에 담그는 것은 잘못된 방법 17

열이 난다고 무조건 해열제를 먹으면 안 돼요! 20

체온의 올바른 측정법 22

맥박은 손으로 간단하게 측정할 수 있다 24

혈압은 오른팔과 왼팔이 같은가? 26

혈압의 건강기준은? 28

제2장 아하, 그렇구나!
건강잡학 상식

심장은 왜 가슴 왼편에 있을까? 32

심장이 큰 사람은 더 건강할까? 34

감기에는 사과주스보다 옥수수 수프가 좋다 36

카레라이스와 라이스카레는 어느 쪽이 더 살이 찔까? 39

식사는 쫄깃쫄깃, 아삭아삭한 음식부터 먹자 41

수험생의 기억력 증진에 도움을 주는 비타민B1, B2 43

치매예방에는 양과자보다 전통과자 45

식은땀이 날 때는 허리띠를 졸라맨다 47

술이 자신의 간에 얼마나 해로울지는 첫 음주 경험에서 알 수 있다 49

기침은 초속 10미터, 마스크는 무용지물이다 51

바이러스는 습기에 약하므로 '예방 마스크'는 필수 53

감기에 걸렸을 때는 따뜻한 물로 목욕하고 잠자리에 드는 것이 좋다 55

가장 효과적인 반신욕법－양 팔꿈치 담그기 57

물은 한꺼번에 많은 양을 마시지 말고 조금씩 나눠 마신다 59

취침 전에 마시는 물, 직전이면 너무 늦다! 61

운동 중 마시는 음료수의 당분 함량은 3.5%가 이상적 63

주사 맞는 날에는 수분을 충분히 섭취하도록 한다 66

하루 원뇨의 양은 욕조 한 가득 68

소변의 정상적인 횟수는 하루 다섯에서 아홉 번 70

방광염은 습관성 질환이 되기 쉽다 72

속이 불편할 때는 몸의 오른쪽을 아래로 해서 눕는다 74

장수를 위한 수면 시간은 6~7시간 76

건강진단에서 무난하게 합격하는 방법 78

제3장 의외로 잘못 알고 있는 약에 관한 상식

약은 무엇으로 먹는 것이 효과적일까? 찬물? 따뜻한 물? 82

음주 후 복용하면 안 되는 약 84

철분제는 녹차와 함께 복용하면 안 된다 86

빈혈 예방에는 비타민 B와 C도 필수 88

항생제는 우유와 함께 복용하지 않는다 90

와파린과 청국장은 함께 섭취하지 않는다 91

혈압강하제는 자몽과 함께 복용하면 안 된다 92

먹는 약의 종류와 효력의 차이는? 94

캡슐을 뜯어 내용물만 복용하는 것은 절대금물! 95

정제는 갈아 가루로 복용하지 않는다 97

과립제도 당의정, 씹어 먹지 않는다 99

다양한 내복약의 종류 101

외용약이란 피부나 점막 등 신체 표면에 사용하는 약 103

바르는 약을 계속 덧바르는 것은 효과가 없다 104

첩부와 습포의 차이는? 106

스프레이식 코약, 안약도 지나친 사용은 부작용을 일으킨다 108

좌약은 절대로 입으로 복용하면 안 된다 110

변비약 제대로 알고 먹기 112

지사제 제대로 알고 먹기 114

기침약과 안약을 상용하면 부작용이 크다 116

상용을 중단하면 위험한 약-혈압, 당뇨약 복용의 자가진단은 금물 118

사용기한이 지난 약은 사용할 수 없다? 120

약 먹는 것을 잊었을 때는 한 번에 먹어도 된다? 122

약의 복용은 몇 시간 간격이 좋은가 124

효능이 같은 약을 겹쳐 복용하는 것은 절대 금한다 125

복수진단으로 처방받은 약의 복용은 의사와 상담한다 126

약의 부작용이 의심될 때는 즉시 의사와 상담한다 128

화학섬유에 알레르기가 있는 사람은 약 복용도 주의 129

가정용 구급상자에는 무엇을 구비해야 하나? 131

제4장 혼자서 할 수 있는 응급처치 및 진단

딸꾹질 136

동계(심장이 심하게 두근거림) 138

코피 140

발 절임 143

장딴지 경련 144

트림 147

하품 149

속쓰림 151

손가락이 삐었을 때 154

타박상 156

발목이 삐었을 때 158

급성요통 159

벌에 쏘였을 때 161

구내염 164

구각염 166

기침 168

가래 170

쉰 목소리 172

발진 174

현기증 176

숨이 참 179

이명(귀울음) 181

복통 183

설사 185

7

두통 187

흉통 189

발열 191

열사병 193

눈의 이상 195

눈의 통증 198

눈꺼풀의 황색 사마귀—고지혈증 200

난청 202

구취 205

손발톱의 변형 208

부종 211

수면장애 214

나른함 216

요실금 218

발기불능 220

골다공증 222

제5장 만성화 해소! 불쾌 증상을 극복하는 상식

요통 해소 226

무릎통증 해소 231

어깨결림 해소 236

냉증 해소 240

독소 배출 243

제6장 의사와 병원 선택에 대한 기본 상식

좋은 의사를 구별하는 방법 248

안심할 수 있는 주치의를 찾는 방법 251

종합병원? 개인병원? 254

구급차로 병원을 지정할 수 있다 256

진료과를 몰라 당황스러울 때 258

어린이질환은 소아청소년과 260

다른 의사의 소견도 듣고 싶을 때 261

설명 잘하는 환가가 되는 '메모' 법 264

노인 진료는 보호자가 동반해야 한다 267

의사에게 지나치게 의존하는 환자는 회복이 더디다 269

진료할 때의 복장은 쉽게 벗을 수 있는 것이 좋다 271

감사의 마음을 전달하는 방법 274

맺음말 276

제1장

물어보기조차
창피한 가정 의학
기본 상식

'식후'는 식사가 끝난 직후를 의미하는 것이 아니다

약을 복용할 때 '식후'란 식사 후 30분
'식전'이란 식사 전 30분

식사를 마치자마자 그 자리에서 바로 약을 복용하는 것을 볼 때가 있다. "식후에 복용"이라는 지시 사항을, 식사가 끝난 후 바로 복용하는 것으로 생각하는 것은 잘못이다. 식후에 복용하라는 지시가 있는 약은 '식사 직후'라고 따로 표기되어 있지 않는 이상 식사가 끝나고 30분 후에 복용하는 것이 바람직하다.

밥을 먹고 바로 약을 복용하면 위에서 소화되고 있는 음식물과 약이 뒤섞여 함께 소장으로 이동한다. 위에서 흡수할 수 있도록 제조된 약이, 위에서 흡수되지 못하고 소장으로 밀려가는 것이다.

식사가 끝난 후 30분이 지나면 위에서 음식물 소화가 끝나므로 약이 음식물 성분에 영향을 받지 않아 안전하다. 소화를 위해 분비되는 위액의 양도 줄어들기 때문에 위액의 영향도 받지 않으며, 위의 혈액 양이 증가하기 때문에 약의 성분이 혈액을 통해 운반되기 쉬워진다. 즉, 약이 흡수되기에 좋은 환경이 되는 것이다.

약을 '식전'에 복용하라는 지시가 있을 경우에는, 식사를 하기 30분 전에 복용하는 것이 좋다. '식전'에 복용해야 하는 약에는 구토억제제나 식욕촉진제 등이 있다.

또한 항생제는 복용한 지 30분이 경과해도 녹지 않는다. 위 내시경으로 관찰해 보면 작은 정제가 거품에 싸인 채 위장에 머물러 있다. 이와 같은 약은 식전이 아닌 '식간'에 복용하는 것이 좋다.

약에 예민하거나 약한 사람은 따뜻한 물을 많이 마시는 것이 좋다. 약을 복용한 후에는 되도록 움직이지 않는 것도 흡수력에 도움이 된다.

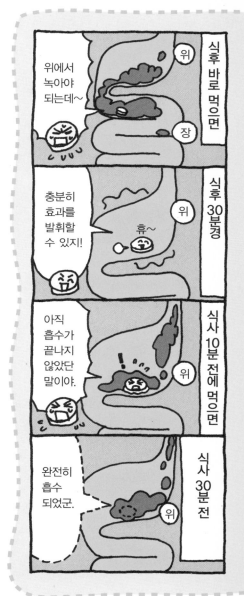

'식간'이란
식사가 끝난 2시간 후

위산의 분비가 적을 때 먹어야 하는 '취침 전 복용'은
밤 10시 경 복용하는 것이 좋다

　'식간食間'에 복용하라는 지시를 받았다고 해서, 그 약을 식사하는
도중에 복용하는 사람이 있다. '식간'이란 밥과 반찬을 먹는 사이에
복용하라는 의미가 아니다. 식사와 다음 식사 시간 사이, 다시 말해
아침과 점심 사이에 복용하라는 뜻이다. 그렇다고 해서 "아침은 보
통 7시, 점심은 12시니까 그 사이면 9시 반이네요"라는 식으로 엄
밀하게 따질 필요는 없다. '식간'이란 식사를 끝낸 약 2시간 후가 적
당하다.

　식간에 복용해야 하는 약의 대표적인 것이 한약이다. 한약은 생약

이기 때문에 위산에 약한 특성이 있다. 생약이란 식물이나 곤충, 광물이나 동물과 같은 소재를 그대로, 혹은 건조시켜 사용하는 약제다. 식사를 마친 2시간 후의 위장은 소화와 흡수를 위한 위의 운동이 완전히 끝난 상태이므로, 위산의 분비가 적은 이 때에 약을 복용하면 흡수가 잘 된다. 위의 점막을 보호하는 위장약을 복용할 때도 위산이 분비되지 않는 시간대를 선택하는 것이 중요하다.

약의 복용 시간과 관련이 있는 위산과 위액의 분비는, '뇌상腦相' '설상舌相' '위상胃相'이라는 세 가지 자극에 의해 조절된다. '뇌상'은 점심시간이 되니 배가 고프다고 느끼고 메뉴를 보며 식욕이 자극을 받는 것이다. '설상'은 음식물을 씹는 저작과 맛을 느끼는 음미에 의한 자극이다. '위상'은 음식물이 위에 들어갔을 때 받는 직접적인 자극을 가리키며, 이때 위액의 분비량이 가장 많다.

규칙적으로 식사하는 것은 위산과 위액을 정상적으로 분비되게 하

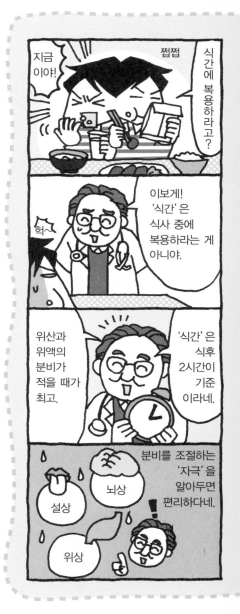

며 약의 효력에도 영향을 미친다.

또 '취침 전에 먹는 약'을 무조건 잠자리에 들기 직전에 복용하는 사람이 있다. 잠을 늦게 자는 경우라 하더라도, 복용 시간을 밤 9~10시를 기준으로 삼는 것이 바람직하다.

화상을 입었을 때 얼음물에 담그는 것은 잘못된 방법

얼음물과 화상 부위면에 온수층이 생겨 열이 식지 않는다
흐르는 물에 냉찜질하는 것이 옳은 방법이다

화상을 입었을 때 화상 부위를 찬물로 식히는 것이 일반적인데, 그렇다고 얼음물에 담그고 가만히 있으면 안 된다. 찬 얼음물과 화상 입은 피부 사이에 온수층이 형성되는데, 이 온수층은 움직이지 않기 때문에 화상 부위를 신속하게 식힐 수 없다. 만약 얼음물 속에서 움직일 수 있으면 낫지만 말이다.

화상을 입었을 경우에는 흐르는 물에 화상 부위를 식혀야 한다. 수돗물을 틀어놓고 5분 이상 냉찜질하는 것이 좋다. 약품에 의한 화상일 경우에도 흐르는 물에 씻어야 하며, 직접 화상 부위에 물을 끼얹

는 방식이 아니라, 세면대에 물을 틀어놓고 담그는 것도 좋다. 경우에 따라 호스 등을 이용해 화상 부위에 직접 물을 뿌리는 것도 좋다. 옷이나 양말은 벗겨내지 않은 상태에서 그 위에 물을 뿌린다. 화상 부위가 얼굴이라면 물을 틀어놓은 세면대에 얼굴을 담근다.

흐르는 물에 응급처치를 하면 빨리 아물고 회복 후 상처 부위도 깨끗하다. 흐르는 물로 식힌 후에는 균이 침투하지 못하도록 거즈를 붙여둔다. 수포가 생겼을 경우에는 균이 쉽게 침투하므로 항균제가 들어간 크림이나 연고 등을 바르고, 그 위에 거즈를 붙여 둔다. 그러나 화상 부위가 넓거나 상태가 심각한 경우에는 구급차를 불러야 한다.

족욕 기구에 발을 오래 담그고 있으면 화상을 입을 수 있다. 또 저온일지라도 장시간 열에 접촉한 경우에는 '저온화상'을 입기 쉽다. 신경감각이 둔한 노인이나 당뇨병 환자는(신경장애

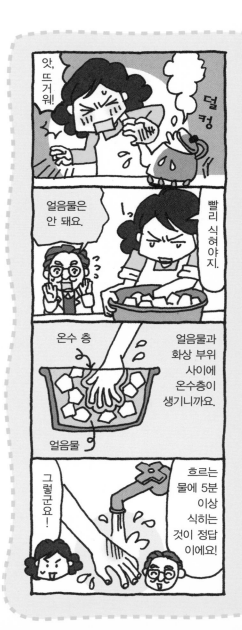

합병증이 생긴 경우) 각별한 주의가 필요하다. 저온화상은 보기보다 증세가 심각한 경우가 많다.

열이 난다고 무조건 해열제를 먹으면 안 돼요!

발열은 세균, 바이러스와 싸우고 있다는 신호이므로 해열제로 무리하게 열을 내리면 역효과를 일으킬 수 있다

평열이란 '평소의 열'이라는 뜻으로 평소 건강한 신체의 체온을 가리킨다. 평열의 기준을 흔히 36.5도로 알고 있는데, 개인차가 크며 평열이 높은 사람과 낮은 사람이 있다. 그러므로 자신의 평열을 측정해 숙지하고 있는 것이 중요하다.

평열보다 1도 이상 높은 상태가 발열, 즉 열이 있는 상태다. 예를 들어 평열이 35도인 사람의 체온이 36도이면 몸의 상태가 좋지 않을 수 있다.

체온은 현재 우리 몸의 상태를 판단하는 데 도움이 되는 중요한 정

보(바이탈 사인vital sign) 중 하나이다. 발열이라는 증상은 우리 몸(주요 담당기관은 백혈구)이 세균이나 바이러스 암세포 등과 싸우고 있다는 신호다. 세균이나 바이러스, 암세포는 열에 약하다. 열이 날 때 몸이 떨리는 것은 열을 많이 발생함으로써 백혈구의 싸움을 지원하는 현상이다.

그러므로 해열제를 이용해서 강제로 열을 떨어뜨리려는 행동은 잘못된 것이다. 신체의 싸움에 찬물을 끼얹는 상태가 된다. 열은 무리하게 내리지 않는 것이 좋다. 단, 40도 이상의 고열이 지속되는 경우에는 참는 것이 능사는 아닐 것이다. 38.5도를 넘는 고열이라면 신체에 무리가 되므로 우선 열을 내리는 것이 옳다.

체온이 1도 오를 경우, 내장의 활동성은 10% 가까이 떨어진다. 열이 나는 상태가 오랫동안 지속되면 신장의 활동이 저하되어 배뇨에 문제가 발생하므로, 몸에 불필요한 노폐물의 배출도 원활하지 못하다. 그러므로 고열이 지속되면 의사의 진료를 받도록 하자.

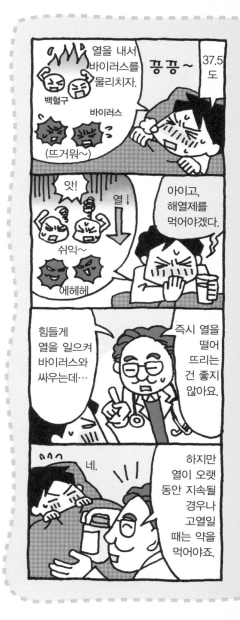

체온의
올바른 측정법

'겨드랑이 측정'은 땀을 잘 닦은 후에!
'혀 밑'은 겨드랑이 보다 1도가 높다

"체온은 신체의 어느 부분을 측정해야 하나요?"라는 환자들의 질문을 받을 때가 있다. 체온을 측정하기에 가장 좋은 신체 부위는 겨드랑이다. 몸 전체 체온의 평균치가 겨드랑이에서 측정한 체온과 거의 흡사하기 때문이다.

혀 밑이나 항문에서 측정하는 방법도 있지만, 같은 시각에 측정을 해도 신체 부위에 따라 체온이 다르다. 혀 밑에서 측정한 체온은 겨드랑이에서 측정한 체온보다 1도 정도 높다. 항문에서 측정한 체온을 '직장온直腸溫'이라 하는데, 직장온은 겨드랑이에서 잰 체온보다

2도 정도 높다.

　겨드랑이에서 체온을 측정할 경우에는, 땀을 잘 닦은 후 겨드랑이에 체온계를 45도 각도로 꽂고 팔을 밀착시킨다.

　혀 밑에서 측정할 경우에는, 혀 밑에 체온계를 꽂고 가볍게 입을 다문다.

　항문 측정은 체온계의 끝을 항문에 대고 2~3센티미터 정도 밀어 넣는다. 영유아인 경우에는 항문에서 측정하는 경우가 많다.

　이 모든 경우 체온계는 35도 이하로 떨어뜨린 후에 측정하도록 한다.

　체온과 관계되는 사항 중 간과해서는 안 될 것이 있다. 그것은 현대인의 평열 온도가 낮아졌다는 점이다. 현대인은 평소에 몸을 움직일 기회가 적어 소비에너지가 낮아졌고, 기초대사(활동을 하지 않아도 필요한 에너지)도 저하되었다. 그 결과, 같은 양의 음식을 섭취해도 예전 사람들보다 살이 찌기 쉬운 체질로 변했다. 따라서 의식적으로 활동량을 늘리는 데 신경을 써야 한다.

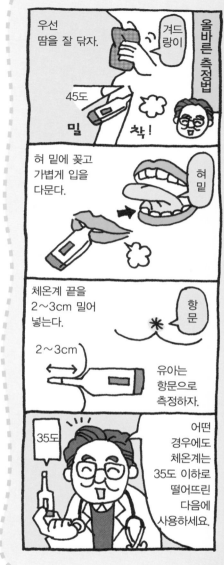

맥박은 손으로
간단하게
측정할 수 있다

**맥박은 1분간의 횟수가 기준, 30초간의 횟수×2로
측정하며 노인은 적고 유아는 많다**

맥박을 측정하려는데 좀처럼 맥이 안 잡힐 때가 있다. 그렇다고 걱정할 필요는 없다. 측정법이 잘못되었을 뿐.

손쉽게 맥박을 재고자 할 때는 손목의 밑동에 세 손가락(검지, 중지, 약지)을 동시에 가져다 대는 방법이 일반적이다. 잘 모르겠다 싶으면 경동맥(목의 동맥)에 검지와 중지를 대면 간단하게 측정할 수 있다.

심장은 수축과 확장을 반복하면서 혈액을 전신에 공급한다. 심장이 수축하면서 혈액을 내보낼 때(박출), 파동(맥파)이 전신의 혈관으로 전달되는데 그것이 맥박의 정체다. 맥박을 통해 심장에서 혈액을 내

보내는 심박의 수를 구할 수 있다. 맥박은 1분간의 횟수를 측정할 수 있으나, 30초간 측정한 후 2를 곱해도 된다. 맥박을 줄여 '맥'이라 하는 경우가 많다.

맥박은 개인차가 있으나 성인남자의 경우 1분간 65~75, 성인여자의 경우 70~80이다. 노인은 성인보다 조금 낮은 60~70, 어린이는 성인보다 조금 높은 80~90 정도다. 유아는 110~120, 영아는 130~140이 정상치다. 리듬이 일정한 것도 중요하다. 운동 후나 심적으로 흥분했을 때는 맥박의 수가 많아진다. 체온이 1도 오를 때마다 맥박은 7~10 정도 증가하므로, 열이 날 때도 많아진다.

분명한 이유 없이 맥박이 빨랐다가 느렸다가 하는 등 불규칙한 상태를 부정맥이라 한다. 또한 성인의 경우 100 이상이나 50 이하의 맥박수도 심장의 이상을 알리는 신호일 경우가 있으므로, 반복해서 발생할 때는 내과에서 심장에 문제가 있는지 검사해 보는 것이 좋다.

측정법이 잘못 되었기 때문.

어머나, 맥이 안 잡혀!

조용~

손목의 밑동에 검지, 중지, 약지를 갖다 댄다.

경동맥은 검지와 중지를 댄다.

자신의 정상치를 알아두도록 하자.

연령이나 건강상태에 따라 맥박수는 변합니다.

혈압은 오른팔과
왼팔이 같은가?

혈압 수치는 오른팔과 왼팔이 다른 경우가 많다
아침에는 낮고, 오후 4~6시가 가장 높다

혈압은 심장과 혈관·혈액의 관계에서 발생한다. 심장이 내보내는 혈액의 양은 성인이라면 연령과 남녀의 구분 없이 1회당 70~80cc로 거의 일정하다. 1분 동안 박출拍出이 약 60~70회, 약 5리터의 혈액이 몸 전체로 내보내진다. 혈관의 동맥벽이 유연성을 잃거나(동맥경화가 진행) 혈액의 점성이 증가하면, 혈액의 흐름이 나빠져서 심장은 혈액을 내보내는 압력을 높이게 된다. 이것이 혈압이 높아졌을 때의 상태이다.

혈압수치는 2가지가 있다. 심장이 가장 수축했을 때의 혈압을 수축기혈압 또는 최고혈압이라고 한다. 심장이 가장 팽창했을 때의 혈압을 이완기혈압 또는 최저혈압이라고 한다.

혈압은 오른팔과 왼팔에 약간의 차이가 있는 것이 일반적이므로, 혈압을 측정할 때는 한쪽 팔을 반복해서 측정하는 것이 중요하다. 오른팔로 측정한 수치가 왼팔보다 20 이상 높을 때는 '대동맥협착증'이나 '동맥염' '동맥경화' 등을 의심할 수 있다.

혈압을 측정할 때는 일정한 시각, 동일한 혈압계로 측정하도록 한다. 혈압 수치가 숫자로 표시되는 디지털 방식의 가정용 혈압계가 보급되어 있으므로, 가능한한 매일 하루에 1~2회 정도 측정해서 혈압 측정을 생활화하는 습관을 갖도록 한다.

혈압은 하루에도 몇 번씩 변동한다. 개인차가 있으나 대부분 수면 시 가장 낮고, 아침 기상 시 천천히 상승한다. 하루 중 가장 높은 시간대는 오후 4~6시경이다. 그러므로 오후 늦은 시각에 측정한 후 혈압이 높다고 당황할 필요는 없다.

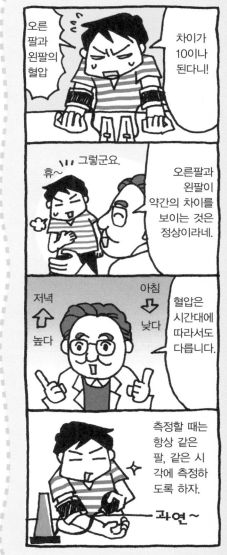

혈압의 건강기준은?

수축기혈압 120 이하, 이완기혈압 80 이하가 이상적 혈압
맥압(수축기혈압 - 이완기혈압)이 50 이상이면 주의

혈압이 정상인지를 판단하기 위해서는, 세계보건기구WHO와 국제
혈압학회가 작성한 '고혈압 기준 수치'를 이용한다.(표 참조) 가정에서
측정한 혈압 수치를 토대로 오전의 측정치가 140/90mmHg이상이
면 고혈압을 의심해야 한다.

또한 스포츠센터에 있는 혈압계는 전기적인 자극의 원인으로 조금
높게 나타난다. 스포츠센터에 간 김에 운동 전과 운동 후의 혈압을 측
정해 보고, 운동량에 따라 혈압의 고저에 어떤 변화가 있는지 실험해
보면 좋다.

최근에는 혈압의 추이 관찰의 지표로서 '맥압(심장이 혈액을 내보낼 때 생기는 압력)'을 주목하고 있다. 맥압이란 수축기 혈압에서 이완기 혈압을 뺀 것이다. 맥압이 높으면 혈관 질환이 발생할 가능성이 있다는 신호가 되기도 한다. 맥압은 40~50이 적당하다.

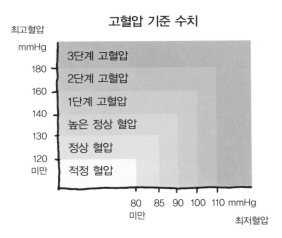

고혈압 기준 수치

최고혈압
mmHg
- 3단계 고혈압
- 180
- 2단계 고혈압
- 160
- 1단계 고혈압
- 140
- 높은 정상 혈압
- 130
- 정상 혈압
- 120 미만
- 적정 혈압

80 미만 85 90 100 110 mmHg
최저혈압

제2장

아하, 그렇구나! 건강잡학 상식

심장은 왜 가슴 왼편에 있을까?

　　심장은 머리꼭대기부터 발끝까지 혈액을 공급하는 중요한 역할을 한다. 만약 신체의 중심인 배꼽 근처에 심장이 있다면, 온몸의 구석구석까지 균등한 거리가 되기 때문에 혈액을 공급하는 데 있어 수월하지 않을까? 왜 심장은 신체의 정 중앙이 아닌, 그보다 높은 가슴에 위치한 것일까? 그 이유는 배꼽에서 정수리까지 혈액을 공급하려면 220mmHg 정도의 높은 혈압을 필요로 하기 때문이다.

　　이처럼 높은 '고혈압' 상태가 지속된다면, 인간의 혈관은 40년도 못 가서 너덜너덜한 상태가 되어 모두 짧은 생을 마감하게 될 것이다. 따라서 혈관에 무리가 가지 않는 120mmHg 정도의 혈압으로 공급할 수 있는 위치에 이르기까지 진화를 거듭했다고 한다.

심장이 가슴에서 조금 왼쪽에 위치한 것은 많은 사람들이 오른손 잡이인 이유로, 고대부터 외적에 대항할 때나 사냥감을 사냥할 때 신체의 오른쪽에 부상을 많이 입었기 때문이다. 심장이 쉽게 공격을 받을 수 있는 위치에 있다면 치명적일 수 있기 때문에 조금 왼쪽으로 치우쳐진 자리에 위치해서 스스로를 보호하고 있는 것이다.

 동물에 따라 다른 혈압 수치

동물명	최고혈압	최저혈압
기린	260	160
말	140	100
고양이	170	122
개	112	60
토끼	110	80
원숭이	136	80
인간	120	80

(단위: mmHg)

심장이 큰 사람은
더 건강할까?

　심장은 자신의 주먹 정도의 크기가 표준 사이즈다. 심장이 크면 혈액을 내보내는 힘도 클 것이기에 큰 심장을 가진 사람이 건강하다고 생각하는 것은 오산이다. 심장이 크든 작든 활동성은 점차 저하된다. 특히, 심장이 점점 커지는 '심장비대증'은 주의할 필요가 있다.

　비대한 심장은 덩치만 클 뿐, 마치 엔진의 연비효율이 떨어지는 중고차와 같다. F1 엔진을 탑재하고 장거리 경주에 참가하는 자동차처럼, 연비효율이 좋은(혈액을 밀어내는 힘이 확실한) 심장을 유지해야 한다.

　심장비대는 혈관의 동맥경화가 원인이다. 혈관이 딱딱하고 두껍게 변해 혈관 벽이 좁아지면서 높은 압력으로 혈액을 밀어내야만 하는 상황이 발생한다. 이런 상태가 지속되면 심장은 지치게 되고, 심장의 근육(심근)이 두꺼워지면서 심장 자체도 비대해지게 된다.

　건강한 심장을 유지하기 위해서는 동맥경화·고혈압 등을 일으킬 만한 생활습관을 개선하는 것이 중요한다.

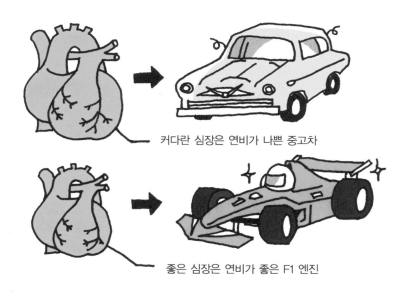

커다란 심장은 연비가 나쁜 중고차

좋은 심장은 연비가 좋은 F1 엔진

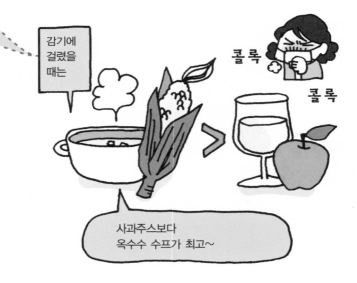

‘몸 상태가 좋지 않을 때 먹는 음식’ 하면 많은 사람들이 사과주스를 떠올릴 것이다. 어린 시절에 몸이 아플 때면 어머니가 사과를 갈아 떠 먹여준 기억이 있다. 그러나 몸 상태가 좋지 않아 기운이 없을 때 권장하고 싶은 음식은 사과주스가 아니다.

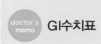

GI수치표

당 지수	높음 (84 이상) 섭취 당일 에너지로 전환	중간 (65~83) 섭취 1~2일 후 에너지로 전환	낮음 (64이하) 섭취 3일 후 에너지로 전환
곡물	식빵 콘플레이크, 떡, 팥빵	밥(정백미), 스파게티 전립분 빵, 보리(압맥) 빵 크로와상, 롤빵, 오트밀	시리얼, 밥(현미)
유제품우유			스킴 밀크(탈지유) 저당 요구르트
근채류 · 두류	감자(으깬 것) 감자(구운 것) 감자(삶은 것)	감자(튀긴 것) 군고구마	대부분의 콩류 땅콩
야채	당근, 옥수수(통조림)	호박, 삶은 완두콩, 삶은 옥수수	
과일 · 주스	건포도	수박, 포도, 오렌지, 오렌지주스 파인애플, 바나나, 파파야, 메론 키위, 망고, 사과	앵두, 자몽, 사과주스 자몽주스, 살구, 서양 배
당분	포도당, 맥아당 벌꿀, 시럽	젤리, 도넛, 와플, 콜라, 쿠키, 팝콘, 포테이토 칩, 아이스크림, 초콜릿	

음식 중에는 신속하게 혈액으로 운반되어 에너지화하는 것과 천천히 시간을 들여 분해 · 흡수되는 것, 그리고 그 중간에 해당하는 것이 있다. 먹은 후 혈액 속으로 당질이 흡수되는 속도를 수치화한 것이 '당 지수Glycemic Index' 즉, 'GI수치'다. 수치가 높을수록 흡수가 빠르다. 사과주스의 당 지수는 52. 수요일 오후에 마셨다고 하면 에너지로 전환되는 것은 금요일 저녁 무렵이 된다는 계산이 나온다. (표 참조)

권하고 싶은 음식은 옥수수 수프다. 에너지로 빨리 전환될 뿐만 아니라 위장에 따뜻한 자극을 주어 위의 활동을 촉진시키므로 식욕이 나며 소화도 잘 된다.

카레라이스와
라이스카레는 어느 쪽이
더 살이 찔까?

카레라이스 : 카레소스와 밥이 따로 담겨 있어 밥에 카레소스를 끼
얹어가며 먹는 것

라이스카레 : 처음부터 밥 위에 카레소스가 뿌려져 있는 것

이 두 가지 음식 중, 같은 칼로리의 양을 먹는다면 어느 쪽이 더 살
이 찔까?

정답은 라이스카레다. 라이스카레는 그대로 빠르게 먹을 수 있다.
그것에 비해 카레라이스는 밥에 카레소스를 뿌리는 동작이 더해지기
때문에 그만큼 먹는 데 시간이 걸린다. 자장면과 간자장도 마찬가지
다. 자장 소스와 면이 분리된 간자장이 자장면보다 천천히 먹을 수

있어 같은 양이라면 살을 덜 찌게 한다.

우리 뇌의 시상하부에 위치한 포만감 중추는 혈액 속의 당분농도를 신호로 '이제 배가 부르니 더 이상 먹지 말라'는 지령을 내린다. 그런데 먹는 속도가 빠르면 '포만감 지령'을 내리기도 전에 많은 양의 음식을 섭취 흡수하게 된다. 빨리 먹는 사람이 살이 찐다는 말은 이러한 사실을 입증하는 예다. 그러므로 빨리 먹을 수 있는 음식의 형태에는 충분히 주의를 기울여야 한다. 그리고 한 입에 30번 이상 씹는 것도 반드시 실천해야 할 사항이다.

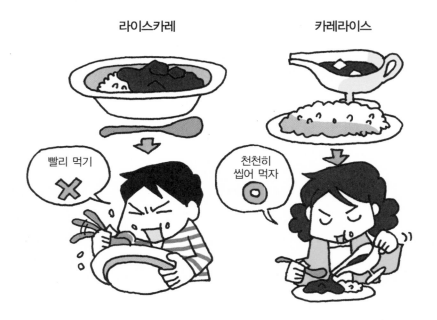

중국요리의 전채로 해파리냉채가 나오는 이유는 무엇일까? 다른 음식이 들어가기 전에 쫄깃쫄깃한 해파리를 꼭꼭 씹음으로써 '이제 밥을 먹겠다'는 신호를 위장으로 보낸다. 그러면 위액의 분비가 촉진되고 소화를 준비하게 된다.

서양요리의 전채로는 샐러드가 나온다. 아삭아삭 잘 씹히는 식재료도 같은 효과를 얻을 수 있다. 일본요리에서는 죽순조림, 오이초절임 등이 좋다. 집에서 식사를 할 때도 '아삭아삭 전채'와 '쫄깃쫄깃 식재료'를 권장한다.

전채요리 다음에는 따뜻한 수프나 국물로 위를 부드럽게 데운다. 따뜻한 자극을 받은 위는 위액의 흐름이 활발해져 위액 분비가 더욱 촉진된다. 수프는 위에 분비되었던 위액을 알맞게 희석하므로 위벽을 보호한다.

　외식 때 돈가스 정식과 같은 음식을 먹을 경우, 처음부터 돈가스 덩어리를 덥석 베어 물지 말고, 먼저 된장국으로 입을 적신 후 양배추 샐러드부터 먹는 것이 위의 부담을 줄여주는 방법이 된다.

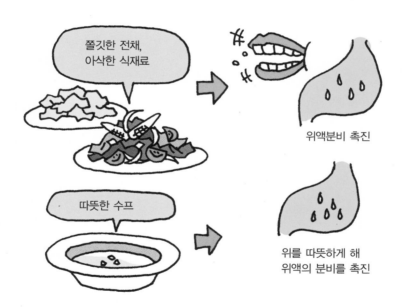

　수험생에게 꼭 필요한 영양소가 비타민 B_1, B_2다. 기억력과 집중력을 향상함과 동시에 정신 상태를 안정시키고, 피로를 푸는 효과가 있다. 게다가 적혈구의 재생이 촉진되기 때문에 빈혈예방에도 도움이 된다. 간, 굴, 꽁치, 조개 등에 포함되어 있다.

　비타민 B_1, B_2와 함께 '머리가 좋아지는' 영양소 에이코사펜타노산EPA, 디히드로아세트산DHA도 빼놓을 수 없다. 뇌의 활동을 촉진해 기억력이 향상되는 효과를 얻을 수 있다. EPA와 DHA는 치매 예방에도 효과가 있다. EPA, DHA가 풍부한 음식으로는 고등어, 전갱이, 꽁치, 가다랑어 등의 등푸른 생선이 있다.

비타민B2를 다량 함유한 식품

1일 소요량
남자 : 1.2mg
여자 : 1.0mg

식품	1인분	B2 함유량	100g 중 함유량
돼지 간	60g	2.16	3.60
소 간	60g	1.80	3.00
바다참게(대게)	100g	0.60	0.60
가자미	한 마리 150g	0.60	0.40
고등어	한 토막(大) 100g	0.54	0.54
장어구이	2/1 꼬치 60g	0.44	0.74
방어	한 토막(大) 100g	0.36	0.36
꽁치	한 마리 100g	0.33	0.33
우유	1컵 210g	0.31	0.14
달걀	1개(中) 60g	0.29	0.48
요구르트	210g	0.29	0.14
생청국장	1개(小) 50g	0.28	0.56

(B2 함유량의 단위는 전부 mg)

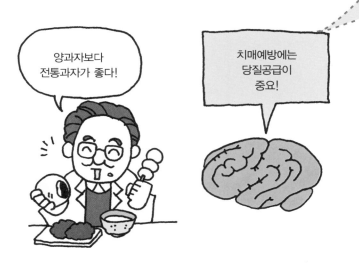

치매예방에는
양과자보다 전통과자

뇌 신경세포의 유일한 에너지원은 당질(당류)이다. 당질은 'Blood Brain Barrier(BBB)'라 불리는 뇌혈관 관문을 통과해 뇌 속으로 전달되어 뇌의 활동을 촉진한다. 피곤할 때 단것이 당기는 현상은 뇌에서 에너지 보충을 바라기 때문이다.

'치매'는 뇌 신경세포의 감각이 둔해지는 것이 원인이라고 알려져 있다. 40세를 지나면 치매 예방을 위해 당질 보충에 신경 쓰도록 한다. 1일 세 끼 식사를 균형 있게 섭취하는 것을 전제로 1일 한 개 기준의 찹쌀떡이나 팥떡의 섭취를 권장한다. 곡류로 만든 전통 과자의 열량은 양과자보다 3분의 1 수준으로 낮고, 소화도 잘 되므로 효과적으로 뇌의 활동을 돕는 에너지로 전환할 수 있다.

식은땀이 날 때는 허리띠를 졸라맨다

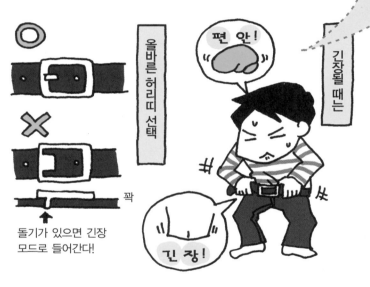

올바른 허리띠 선택

편 안!

긴장될 때는

돌기가 있으면 긴장 모드로 들어간다!

꽉

긴 장!

 입학시험이나 입사면접, 또는 스포츠 경기 등과 같은 긴장된 상황에 처하면, 식은땀이 나면서 손바닥이 젖는 경우가 있다. 자율신경의 교감신경이 우위가 되는 탓에 일어나는 신체적 변화다. 너무 긴장한 나머지 실력 발휘를 제대로 못한다면 안타까운 일이다.

47

이럴 경우에는 허리띠의 구멍을 한 칸 줄여 매는 것이 도움이 된다. 허리띠를 졸라매면 복부의 교감신경이 긴장되는 바람에 뇌의 교감신경은 해제된다. 다른 부위의 긴장감을 이용해 긴장을 제압하는 고도의 기술이다.

　　허리띠의 선택도 중요하다. 허리띠를 맸을 때, 버클의 돌기가 몸 쪽으로 삐져 나온 타입은 좋지 않다. 배꼽 아래의 단전에 닿기 때문이다. 단전이 자극을 받으면 뇌의 교감신경은 다시 긴장모드로 돌아가는 습성이 있다.

술이 자신의 간에
얼마나 해로울지는
첫 음주 경험에서
알 수 있다

　간장 환자들의 이야기를 들어보면 "젊었을 때는 술을 입에도 못 댔어요"라고 말하는 사람이 많다. 술에 대한 첫 경험은 사람마다 다르지만, 처음 마셨을 때 얼굴이 달아오르고 심장이 요동치며 심하게 취했던 사람이 그 음주 스타일을 고수했다가는, 간장 장애, 혹은 만성 간염이나 간경화증으로 발전될 위험성이 높다.

　알코올은 간장에서 알코올 탈수소효소에 의해 분해되어, 아세트알데히드라는 물질로 변화한다. 그리고 간장에서 아세트알데히드를 산화하는 효소에 의해 아세트산으로 변해 최종적으로 이산화탄소와 물로 분해되어 몸 밖으로 배출된다. 아세트알데히드를 산화하는 효소가 적은 체질의 사람은 아세트알데히드의 처리가 늦기 때문에 술에 약한 반응을 보이게 된다. 그러한 체질을 무시하고 계속해서 술을 마신다면, 아세트알데히드가 축적되는 생활을 반복하게 되고 간도 지쳐서 간장 장애가 발생한다.

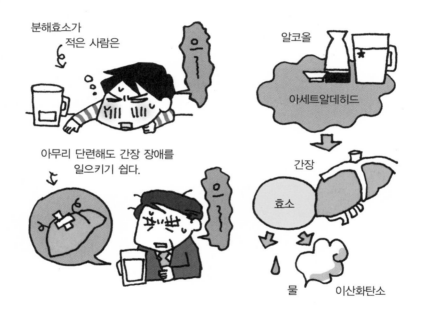

기침은 초속 10미터, 마스크는 무용지물이다

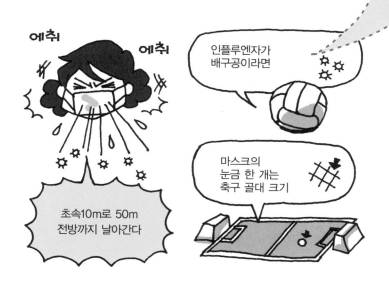

에취　에취

초속10m로 50m
전방까지 날아간다

인플루엔자가
배구공이라면

마스크의
눈금 한 개는
축구 골대 크기

흔히 인플루엔자를 다른 사람에게 전염시키지 않으려고 마스크를
착용하곤 하는데, 유감스럽게도 마스크의 효과는 전혀 기대할 수 없
다. 세균은 1000분의 1마이크로미터로 미세하다. 바이러스는 더욱
미세하다. 인플루엔자를 배구공 한 개의 크기에 비유한다면, 마스크

51

의 눈금 1개는 축구골대의 크기와 맞먹는 것이다. 즉, 마스크는 바이러스에게 너무 헐겁기만 하다. 기침할 때마다 바이러스는 마스크를 빠져나와 주변으로 흩어진다. 기침 한 번에 바이러스는 초속 10m의 속도로 눈 깜짝할 사이에 50m 전방에 도달한다. 기침할 때마다 사무실 전체에 바이러스를 뿌리는 결과가 된다. 다행스러운 것은 건강한 사람의 체내로 들어간 바이러스의 대부분은 몸 밖으로 배출된다는 점이다.

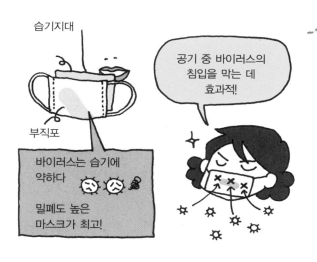

바이러스는
습기에 약하므로
'예방 마스크'는 필수

습기지대

공기 중 바이러스의
침입을 막는 데
효과적!

부직포

바이러스는 습기에
약하다

밀폐도 높은
마스크가 최고!

　감기 혹은 인플루엔자에 걸린 사람이 다른 사람에게 전염되는 것을 막기 위해 마스크를 착용하는 것은 효과가 없으나, 건강한 사람이 자신에게 전염되는 것을 막기 위해 마스크를 착용할 때에는 효과가 있다. 공중으로 흩어진 바이러스를 만나도, 마스크를 착용하고 있으면 입 속으로 침입하는 것은 막을 수 있기 때문이다.

마스크 안쪽에는 호흡에 의해 생성된 습기로 인해 방어벽이 생긴 상태다. 세균은 습기가 많은 환경에서 증식하지만 바이러스는 습기에 약하다. 가장 건조하기 쉬운 계절인 겨울에 인플루엔자가 유행하는 것은 건조함을 좋아하는 바이러스의 성질 때문이다.

마스크의 재질은 거즈보다 부직포나 종이 등 밀도가 높은 소재로 제작된 것이 좋다. 코의 각도에 맞는 타입이라면 보다 방어력이 높다. 마스크는 꽃가루 알레르기에도 도움이 된다.

감기에 걸렸을 때는
따뜻한 물로 목욕하고
잠자리에 드는 것이 좋다

입욕 전후 30분

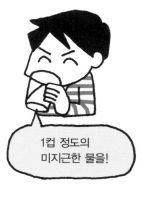

1컵 정도의
미지근한 물을!

감기로 인해 열이 나고 있는데 목욕을 하는 것은 옳지 않다고 생각할 수 있으나, 꼭 그렇지만도 않다. 따뜻한 물로 목욕해서 몸을 덥힌 다음 바로 잠자리에 들면, 체력 회복에도 큰 도움이 되고 몸도 기분도 상쾌해진다.

단, 장시간 뜨거운 물에 몸을 담그고 있는 것은 체력 소모로 이어지므로 금해야 한다. 목욕 후에 기분이 나아졌다고 다른 일을 하는 것도 좋지 않다. 목욕이 끝나면 바로 잠자리에 들어 휴식을 취하는 것이 좋다.

간단히 샤워만 하는 경우가 있는데, 반드시 따뜻한 물에 들어가 몸을 담가야 한다. 단, 노약자나 체력이 약한 사람은 욕조에 몸을 담그는 것 자체가 부담 되거나 목욕 후 상태가 악화될 수도 있으므로, 자신의 체력을 잘 파악한 후에 실행해야 한다.

대중 사우나나 공중목욕탕을 이용할 경우에는, 목욕이 끝나는 즉시 집으로 귀가해 잠자리에 들어야 한다. 애써 따뜻해진 몸이 식어버린다면 역효과가 날 것이기 때문이다. 또한 목욕 후에 물을 마시는 것도 잊지 않도록 한다.

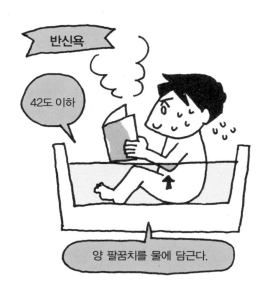

적절한 목욕은 건강에 큰 도움이 된다. 입욕할 온수의 온도는 42℃가 가장 적당하며 몸을 충분히 덥힐 수 있는 시간이 필요하다. 단 42℃ 이상의 뜨거운 물은 혈압에 문제를 일으킬 수 있다. 입욕 직후에 상승한 혈압이 그 후에는 급격히 떨어지기 때문이다. 고혈압과 같은

순환기 계통의 질환이 있는 사람은 반드시 온도에 주의해야 한다.

특히 이른 아침에 목욕할 때는 42℃ 이상의 뜨거운 물에 들어가는 것은 금물이다. 막 잠에서 깨어난 혈액의 농도는 매우 짙다. 혈액이 끈적끈적한 상태에서 갑자기 42℃ 이상의 뜨거운 물에 들어가게 되면, 심장과 혈관에 과도한 부담을 주어 뇌졸중(뇌경색, 뇌출혈)과 같은 증상을 일으킬 위험이 있기 때문이다.

시간의 여유를 두고 느긋하게 물 속에 앉아 있어야 한다. 입욕하기 30분 전에 따뜻한 물을 한 잔 마시면 혈액순환에 도움이 된다. 42℃ 이하의 따뜻한 물에 들어가 명치 위 이상을 물 밖으로 내놓는 반신욕은, 장시간 입욕하는 데 적당한 방법이다. 이때 양 팔꿈치는 물에 담그는 것이 효과적이다. 팔꿈치는 체온조절을 담당하는 기관으로 팔꿈치가 따뜻하면 땀이 잘 배출되어 신진대사가 높아진다.

우리 몸의 70~80%를 차지하는 것이 물이다. 물 없이는 생명을 유지할 수 없다. 호흡과 함께 수분은 몸 밖으로 배출되고, 가만히 있어도 신체 표면에서 끊임없이 땀이 분비되어 증발함으로써 체온이 조절된다. 이처럼 자연스럽게 호흡기와 피부로부터 수분이 배출되는 것을 '불감증산不感蒸散'이라고 부른다. 자신도 모르는 사이에 수분이 배출되고 있다는 의미. 격렬하게 몸을 움직일 때나 운동 시에는 땀으로 다량의 수분을 잃게 된다.

하루에 섭취해야 할 수분의 양은 2.4~3ℓ로, 먹는 음식에 약 1ℓ 정도가 포함되어 있으므로 물로는 1.5~2ℓ 정도를 섭취해야 한다. 땀을 흘렸을 때는 더욱 많은 수분공급이 필요하다.

단숨에 들이키는 행위는 술뿐만 아니라 물을 마시는 데 있어서도 금물이다. 식사 때나 차를 마시는 시간에는 물론이고, 1시간 반마다 1컵(약 200cc)의 수분공급을 기준으로 한다. 또한 운동 시에는 탈수증을 예방해야 하므로, 10분에 한 번씩 충분한 수분을 공급해야 한다.

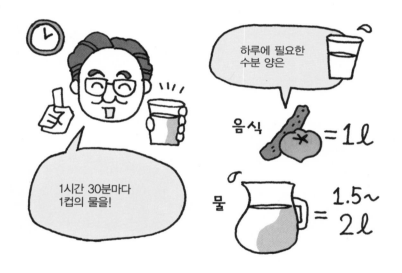

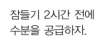

잠들기 2시간 전에
수분을 공급하자.

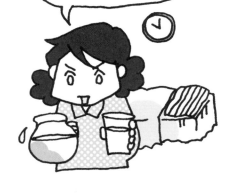

수면 중 혈액의 농도가 진해지는 것을 막고 뇌졸중과 심근경색 등의 사고를 방지하기 위해, 취침 전에 한 컵 분량의 물을 마시도록 권하는 경우가 많다. 그러나 물을 마시는 시간이 취침 직전이면 너무 늦다.

가장 좋은 것은 잠자리에 들기 2시간 전이다. 잠들지 않고 몸이 활동하고 있는 상태라면, 위의 활동도 활발해 수분흡수와 유효활동이 부드럽게 진행된다. 하지만 수면 중에는 위의 활동도 휴식모드로 바

61

뀌기 때문에 취침 직전에 수분을 보충하는 행위는 위에 부담을 주게 된다.

수면 중에는 수분 공급이 제대로 이루어지지 않기 때문에 건강한 사람도 혈액의 농도가 진해진다. 더구나 동맥경화나 고혈압, 당뇨병 등과 같은 지병을 앓고 있는 사람들은 잠들기 2시간 전에 수분 보충이 필수다. 한밤중에 잠에서 깼을 때나 화장실에 가기 위해 일어났을 때는 반드시 수분을 보충한 후에 잠자리에 든다. 또한, 술을 마셨을 경우에는 알코올을 분해하는 데 다량의 수분이 필요하므로, 평소보다 많은 수분을 공급하는 데 신경 쓰도록 하자.

운동할 때는 발한과 근육의 피로로 인해 많은 양의 수분을 소모하게 된다. 탈수상태에 빠지는 것을 막고 집중력을 잃지 않기 위해서도 수분공급은 매우 중요하다. 그러나 단지 물만 마셔서는 안 된다. 운동 시 현명한 수분섭취 방법을 살펴보자.

수분을 섭취하기 위해 스포츠 음료를 많이 마시곤 하는데, 이때 핵심사항은 음료수에 포함된 당의 함량이다. 운동 중 집중력을 유지하기 위해서는 혈당치의 변동이 가능한 한 없어야 한다.

당분을 섭취하면 몸에 들어온 당분을 흡수하기 위해 인슐린이 분비되는데, 이로 인해 혈당치가 상승한다. 시중에서 판매되고 있는 스포츠 음료 중에 당분 함량이 6~7%로 높은 것을 마시면 혈당치가 급격히 상승한 후 갑자기 떨어진다. 이 같은 혈당의 오르내림은 집중력을 저하시킨다. 권장하는 당분의 함량은 3.5%이다. 이 정도면 혈당치는 그대로 유지하면서 집중력도 흐트러지지 않는다. 음료수 병에는 100g 당 영양성분 표기가 의무화되어 있다. '당류'를 눈여겨보고 수치가 낮은 쪽을 선택하도록 한다.

스포츠 음료가 없을 때는 다른 음료로 대체하게 된다. 덧붙여 캔 커피 100cc에는 10g, 오렌지주스는 15g의 당분이 포함되어 있다. 그러므로 혈당치가 상승과 하락을 반복하게 돼 집중력을 유지하기가 어렵다.

doctor's memo 캔 주스 · 스포츠 음료의 당 수치		
음료 품목	당질(g)	에너지(kcal)
귤 과즙음료(천연과즙 100%)	10.6	41
〃 (농축과즙 100%)	9.9	38
〃 (과즙 50%)	4.7	60
〃 알맹이 음료	13.0	50
자몽 과즙음료	10.3	40
파인애플 과즙음료	11.0	41
포도 과즙음료	14.5	55
사과 과즙음료	11.8	44
탄산음료(콜라)	11.4	46
커피음료(캔 커피)	8.2	38
포카리스웨트(스포츠 음료)	7.0	27

〈일본식품표준성분표〉 발췌 (식품 100g 당)

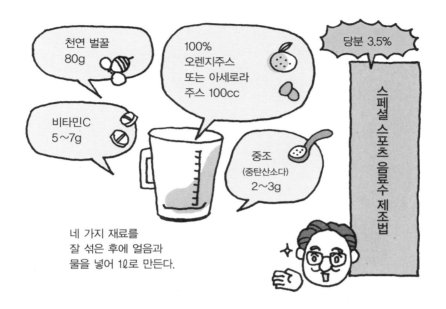

네 가지 재료를
잘 섞은 후에 얼음과
물을 넣어 1ℓ로 만든다.

참고로, 저자가 고안한 집중력 떨어뜨리지 않고 스포츠를 즐길 수 있는 '스페셜 음료'의 제조법을 소개한다. 음료수의 적정온도는 6~13도.

주사 맞는 날에는 수분을 충분히 섭취하도록 한다

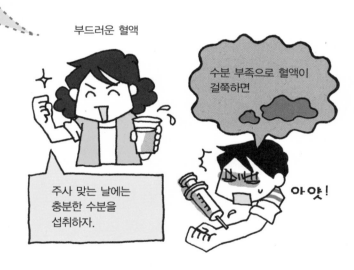

부드러운 혈액

수분 부족으로 혈액이 걸쭉하면

주사 맞는 날에는 충분한 수분을 섭취하자.

아얏!

평소에는 아무렇지 않게 주사를 맞다가도 어느 날 더 아파 고통을 호소했던 경험이 있을 것이다. 오른팔이 아파 왼팔로 바꿨는데도 결과가 마찬가지일 때는 아침을 걸렀거나 물 한 모금 마시지 않은 상태일 경우가 많다.

주사의 통증을 좌우하는 것은 주사성분의 침투압(농도)과 혈액의 수분성분(혈장)의 침투압(농도) 관계다. 주사성분의 농도가 짙은 경우, 혈액 또한 짙으면 주사성분이 부드럽게 체내로 침투되지 않기 때문에 통증을 느낀다.

병원에서 주사를 맞을 가능성이 있다면, 당일 아침에는 충분한 수분을 섭취하여 혈액을 부드럽게 하는 것이 통증을 줄이는 요령이다.

하루 원뇨의 양은 욕조 한 가득

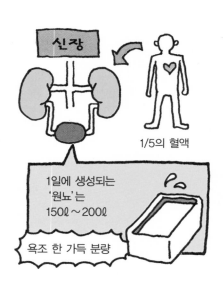

신장

1/5의 혈액

1일에 생성되는 '원뇨'는 150ℓ~200ℓ

욕조 한 가득 분량

오줌의 원료가 되는 것이 혈액이라고 하면 놀라는 사람이 있다. 실제로 심장에서 온몸으로 내보내는 혈액 중 약 5분의 1이 신장으로 흘러 들어가게 되는데, 그 양이 1분간 약 1ℓ에 육박한다.

오줌은 신체에 유해한 것과 불순물을 몸 밖으로 배출하는 매우 중요한 역할을 한다. 신장의 사구체에서 적혈구와 백혈구, 단백질 이외의 성분이 여과되어 '원뇨(오줌의 원료가 되는 액체)'가 생성된다. 여과가 순조롭게 진행되기 위해서는 정상적인 혈압이 중요하다. 하루에 생성되는 '원뇨'의 양은 약 150~200ℓ로 욕조를 가득 채울 수 있는 많은 양이다.

전량이 오줌으로 배출된다면, 우리 몸은 날이 갈수록 비쩍 마를 것이다. 그런 까닭에 '원뇨'의 99%가 신장의 요세관에서 재흡수되는 구조로 되어 있다. 재흡수되는 성분은 몸에 필요한 수분, 염소, 포도당, 과당, 아미노산, 비타민, 호르몬, 나트륨, 칼륨, 칼슘, 마그네슘, 인 등이 있다. 몸에 불필요한 크레아티닌, 요소, 요산, 암모니아는 재흡수되지 않는다. 또한 혈액의 성분에서 잉여된 것도 재흡수되지 않는다.

소변의
정상적인 횟수는
하루 다섯에서 아홉 번

"하루에 몇 번 화장실에 가면 빈뇨입니까?"라고 묻는 환자가 있다. 하루의 배뇨 횟수는 개인마다 달라 정확하게 단정할 수 없지만, 두세 시간에 한 번이 기준이다. 섭취한 수분의 양에 따라 횟수는 증감된다. 활동하는 시간에 열 번 이상, 밤에 깨어 있는 동안에 두 번 이상 화장실에 갈 경우에는 빈뇨를 의심해야 한다.

배뇨감을 느끼고 화장실에 갔는데 오줌이 안 나온다는 경우도 있다. 여성에게 흔히 있는 방광염이나 남성의 전립선비대증인 경우에 자주 나타나는 증상이다. 방광염의 경우에는 배뇨 시 통증과 잔뇨감을 동반한다. 전립선비대증인 경우에는 오줌의 배출이 어렵고, 오줌의 끊김도 좋지 않다.

배뇨 횟수가 적은 것도 문제. 주간에 네 번 이하인 사람은 더 많은 수분을 섭취하는 데 신경 쓰도록 한다.

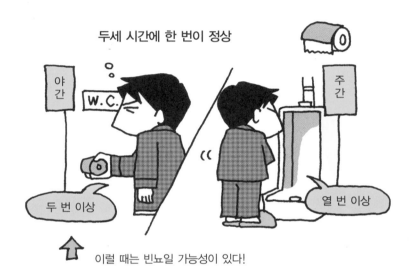

두세 시간에 한 번이 정상

이럴 때는 빈뇨일 가능성이 있다!

방광염은 습관성 질환이 되기 쉽다

방광염은 요로감염증의 일종인데 여성에게서 흔히 나타난다. 왜 여성에게 자주 나타나는 것일까? 여성의 요도는 남성보다 짧고 굵으며 곧게 뻗은 형태를 하고 있다. 요로감염증은 요도를 통한 대장균과 같은 세균의 침입이 원인인데, 여성의 요도는 세균이 침입하기 쉬운 구조로 되어 있다.

여성의 방광염은 치료를 해도 다시 재발할 가능성이 높다. 같은 생활습관을 지속하면 재발하게 된다. 최근에는 화장실의 쾌적성을 높이기 위해 비데가 보급되어 있다. 그러나 배뇨 후에 강한 물줄기로 세정을 하게 되면, 대장균이 주변으로 흩어지면서 요도로 침입하기 쉬워진다. 물줄기는 강하지 않게 처리하는 것이 중요하다. 잘 알려져

있는 상식으로, 대변을 본 후에 항문은 반드시 앞에서 뒤로 닦아야
한다.

　세균은 찬 환경을 좋아하므로 방광을 비롯한 비뇨기가 위치해 있
는 허리 부근을 차지 않게 하는 것도 중요하다. 작은 사이즈의 속옷
이나 T팬티는 스타일을 살리는 데 도움이 될지 모르나, 보온이라는
측면에서는 권장할 수 없다.

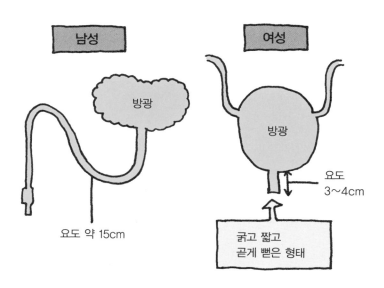

속이 불편할 때는
몸의 오른쪽을
아래로 해서 눕는다

위장의 구조를 이해하면 위장에 편안한 자세를 알 수 있다. 위에서 소화된 음식물은 십이지장으로 이동하는데, 그때 최적의 자세는 신체의 오른쪽을 아래로 향해 모로 눕는 것. 하늘을 향해 똑바로 누운 상태를 유지하면 소화된 음식물은 계속 위에 고여 있는 상태가 된다. 속이 거북할 때는 5분 이상, 신체의 오른쪽을 아래로 향해 누워 있으면 개선된다.

체질적으로 위의 형태가 소화에 시간이 걸리는 유형인 사람도 있다. 폭상위(위가 구부러져 있어 체하기 쉽고 소화에 시간이 걸림)라는 명칭으로, 일본인의 경우에는 10명 중 2, 3명꼴로 폭상위를 발견할 수 있다. 폭상위는 먹은 음식물이 위의 상부에 머물러 위의 하부에서 분비되는 위산의 힘이 미치지 않고 남아돌아 위염을 일으키기 쉽다. 위의 구조에 따라서는 소화가 완전히 끝날 때까지 8시간 이상 걸리는 경우도 있다.

위 검사에서 폭상위라는 진단을 받은 사람은, 식후에 우선적으로 신체의 오른쪽을 아래로 향해 눕는다. 그 다음 엎드린 자세를 하고, 다시 신체의 오른쪽을 아래로 향해 누우면 위의 소화와 소화물이 이동하는 데 도움이 된다.

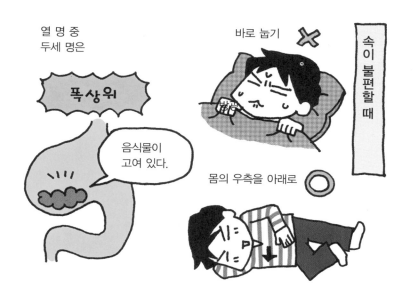

장수를 위한
수면 시간은 6～7시간

인생의 약 3분의 1가량이 수면시간이다. 건강한 신체를 위해 수면 시간을 적절하게 조절하는 것은 중요하다.

건강하게 장수하는 사람들의 평균 수면시간이 6～7시간이라는 통계가 발표된 적이 있다. 그것보다 지나치게 길거나 짧으면 오히려 수명을 단축할 수 있다는 것이다.

인간의 몸은 오후 11시～12시, 밤 2시～3시, 이렇게 두 번 수면 중에 성장 호르몬이 분비된다. 성장 호르몬은 연령에 관계없이 분비되는 것으로, 몸과 뇌가 활력을 되찾는 데 빼놓을 수 없는 물질이다. 가능하면 수면 중에 분비되는 두 번의 성장 호르몬의 혜택을 놓치지 말고, 야근을 하더라도 최저 1회, 밤 2시의 호르몬이 분비될 수 있도록 한다. 밤 늦게까지 깨어 있으되 오전 잠으로 보충한다는 생각은 잘못된 것이다. 밤 3시 이후에 취침하면 철야한 것과 마찬가지로 신체는 녹초가 된 상태다.

수면 운용에 있어 빼놓을 수 없는 한 가지 요소는 렘Rem수면과 비렘Nonrem수면이다. 수면 중에는 약 90분마다 비렘수면과 렘수면이 찾아온다. 렘수면일 때는 코골이, 이갈기, 잠꼬대, 몸을 뒤척이는 등의 행동이 나타난다. 막 잠이 들었을 무렵은 비렘수면, 그리고 잠에서 깼을 때는 렘수면인 것이 건강을 약속하는 수면 패턴이다. 즉 90분을 주기로 수면시간을 조정하는 것이 좋다. 예컨데 수면 시간이 6시간 혹은 7시간 30분이 좋다는 뜻이다. 이불 속에 들어가는 시간부터 수면설계를 해보면 어떨까. 성장 호르몬의 분비 시간은 최저 1회, 비렘수면은 최저 2회라는 식으로 설계를 한다.

건강진단에서 무난하게 합격하는 방법

　회사나 학교, 지역의 건강진단일이 다가오면 평소에 섭생을 소홀히 한 것을 후회하는 사람들이 있다. 나쁜 결과에 대한 걱정에서 탈출할 수 있는 방법을 전수하겠다. 단 하루라도 선행을 하면, 매일 선행을 실천하고 싶어진다는 성선설에 의거해, 어쩔 수 없이 전수하는 것임을 잊지 말아주길 바란다.

　중성지방에 대한 대책으로서는 3일 전부터 지방이 많은 음식, 단 것, 알코올을 피한다. 당뇨병의 지표가 되는 혈당수치에 대한 대책은 검사 당일 아침밥을 거르는 방법이 있다. 전날 저녁도 일찌감치 가볍게 먹는다. 혈압수치는 1주일 전부터 염분을 줄이는 것과 동시에 진찰실에 들어가기 전에 심호흡을 자주 한다.

혈압이 높은 사람은 허리띠를 졸라매지 않는 것이 좋고 스타킹이나 양말을 벗는다. 그리고 6시간 이상 수면을 취한다.

간장질환 수치(GOT, GPT 등)가 높은 사람은 진찰 1주일 이상 전부터 음주량을 줄이고 두부나 청국장을 자주 먹는다. 신장과 관계되는 수치는 염분의 섭취량을 줄이고 전날부터 물을 많이 마시면 좋다.

통풍과 관련 있는 요산수치는 1주일 전부터 절주를 하고, 술 종류도 요산을 올리는 맥주보다 소주와 와인 등으로 기호를 바꾼다. 엑스레이를 찍을 때는 숨을 가능한 깊이 들이마실 것. 폐가 팽창해 찍히기 쉽고, 심장은 작게 나오므로 심장비대에 관한 체크도 통과할 수 있다.

그러나 최근 의학기술의 진보는 눈부시므로 아무리 속이려 해도 반드시 이상異常은 발견된다는 점을 각오해야 한다.

제3장

의외로
잘못 알고 있는
약에 관한 상식

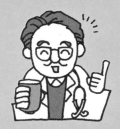

약은 무엇으로 먹는
것이 효과적일까?
찬물? 따뜻한 물?

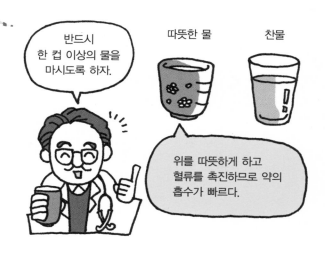

반드시
한 컵 이상의 물을
마시도록 하자.

따뜻한 물   찬물

위를 따뜻하게 하고
혈류를 촉진하므로 약의
흡수가 빠르다.

　　약은 "물과 함께 복용하는 것이 좋습니까? 따뜻한 물이어야 합니
까? 차는 안 되나요?"라는 질문을 많이 받게 된다. 그러나 몇 가지
종류의 특수약(함께 먹고 마시는 것이 금지되어 있는 약)을 제외하고는 기본
적으로 음료로 인해 약의 효능에 큰 차이가 생기지는 않는다. 극단적

인 이야기일지는 모르나 커피, 우유, 맥주와 함께 복용해도 효과적인 면에서는 차이가 없다. 건강을 위해 약을 먹는 사람이 맥주와 함께 복용하지는 않겠지만 말이다.

그러나 약의 힘이 효율적으로 발휘되려면 따뜻한 물로 복용하는 것이 가장 좋다. 왜냐하면, 따뜻한 물은 위를 따뜻하게 덥히고 혈액의 흐름을 촉진하므로 찬물로 복용할 때보다 약의 흡수가 빠르다. 또한, 반드시 한 컵 이상의 물을 마시는 습관도 중요하다.

한방약도 따뜻한 물과 함께 복용하면 효과가 상승된다.

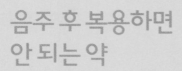

음주 후 복용하면
안 되는 약

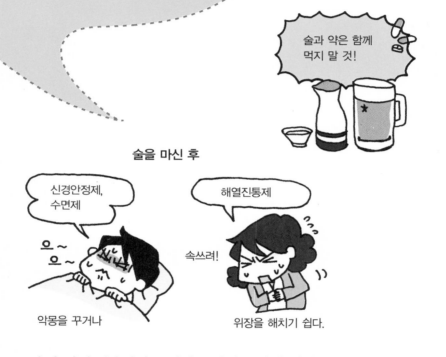

술과 약은 함께
먹지 말 것!

술을 마신 후

신경안정제,
수면제

으~
으~

악몽을 꾸거나

해열진통제

속쓰려!

위장을 해치기 쉽다.

　술과 함께 복용하면 효력이 증강되는 약이 있다. 술로 인해 약의 성분이 지나치게 강해지는 것이다. 술과 함께 혹은 음주 전후에 복용하면 효과에 영향을 주는 약으로는, 신경안정제(항불안제)와 수면제가 있다. 알코올류는 각성작용이 강해, 약을 먹고도 자기 전에 습관처럼 마시는 사람이 있다. 약의 효력이 상승하면 맥박이 약해지거나 수면 중에 악몽을 꾸는 등 상태가 악화된다.

또한, 해열·진정제를 술과 함께 복용하면 위장을 해치기 쉽다. 이러한 약들을 복용할 때는 금주하도록 하자.

철분제는 녹차와 함께 복용하면 안 된다

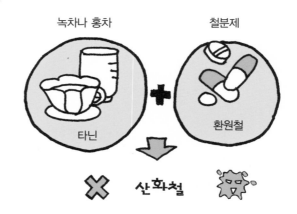

녹차나 홍차   철분제

타닌   환원철

산화철

빈혈을 치료하기 위해 복용하는 철분제는 녹차, 홍차, 우롱차와 같은 차 종류와 함께 복용해서는 안 된다. 철분제는 흰색의 정제나 캡슐 형태로 된 것이 대부분이며, 내용물은 검은 철가루다. 우리 몸이 필요로 하는 철분은 환원철이라는 산화되지 않은 철분이다. 새까만

가루는 환원철로서, 녹차와 함께 복용하면 차에 함유된 타닌이라는 성분에 의하여 산화되어버린다.

타닌은 위장 내에 30분 정도 머문다. 그러므로 철분제를 복용하기 30분 전후, 도합 1시간 이내에는 차를 마셔서는 안 된다.

시중에 유통되는 철분을 다량 함유한 철분보조제를 이용하는 사람들이 적지 않은데, 자가 판단으로 복용하게 되면 정량을 초과할 우려가 있다. 철분의 과다 복용은 혈압저하나 경련 등을 일으키고 간장에 축적될 위험이 있으며, 그로 인해 심각한 상황을 초래하기도 한다. 그러므로 철분제는 반드시 의사의 처방이 있어야 한다. 철분제를 복용했을 때, 검은색 배변이나 배뇨를 볼 수 있다.

빈혈 예방에는
비타민 B와 C도 필수

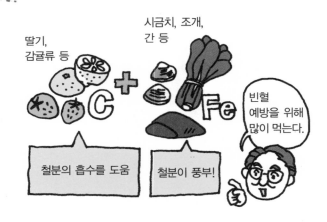

딸기,
감귤류 등

시금치, 조개,
간 등

빈혈
예방을 위해
많이 먹는다.

철분의 흡수를 도움

철분이 풍부!

　빈혈을 예방하기 위해서는 평소에 철분을 많이 함유한 식품을 섭취하도록 하자. 간, 조개, 시금치, 톳 등이 권장식품이다. 그리고 철분의 흡수를 돕는 비타민 B와 C도 같이 섭취하면 좋다. 비타민 C가 많은 식품은 과일(귤, 딸기 등)과 녹황색채소다.

차에 함유된 성분인 카페인에 관해서도 알아두자. 신경을 흥분시키는 성질을 가진 카페인이 체내에 잔류하는 시간은 6~8시간 정도로 상당히 길다. 불면증으로 고생하는 사람은 오후 3시 이후에는 차를 마시지 않도록 한다. 커피도 카페인이 없는 것을 권장한다.

 철분을 많이 함유하고 있는 식품

식품	1인분(g)	철분함유량(mg)
돼지 간	60	7.8
빙어	80	4.0
가다랑어	50	4.0
바지락	50	3.5
개량조갯살	30	3.0
해초 초무침	50	3.0
말린 톳	5	2.8
소 간	70	2.7
시금치	70	2.6
감	60	2.2
유채꽃	70	1.9
두부	20	1.9
마른 콩	20	1.9

1일 소요량 남 : 10mg 여 : 10~12mg

항생제는
우유와 함께
복용하지 않는다

약 중에는 특정식품과 궁합이 맞지 않는 것이 있는데, 특정 식품으로 인해 효력이 강해지는 것과 효력이 약해지는 것이 있다.

대표적인 예를 들면, 칼슘을 섭취하기 위해 즐겨 마시는 것이 우유다. 이 우유에 함유된 칼슘이온이 작용을 일으켜 항생물질(테트라시클린 계)의 효과를 방해한다. 항생제를 복용할 때는 우유와 함께 마시지 않도록 한다. 제 1장에서도 설명했듯이, 항생제는 기본적으로 식간에 복용하는 약이다. 약은 반드시 음식물로 위장을 채운 후에 복용해야 한다는 고정관념에 사로잡힌 사람들이 있는데, 위산의 영향을 받지 않는 공복상태에 복용해야 하는 약도 있다. 항생제는 반드시 그냥 물로 복용하는 것이 좋다.

와파린과 청국장은 함께 섭취하지 않는다

청국장과 녹황색채소에는 비타민K가 많이 함유되어 있다. 비타민K는 혈액을 응고시키는 역할(그 결과로 지혈이 가능하다)이나 뼈의 신진대사를 촉진시키는 등의 역할을 한다. 그런데 혈전(혈관에 생기는 덩어리)으로 인한 질병 치료를 위해 혈전을 녹이는 약인 와파린을 복용하는 사람이 청국장을 먹으면 청국장의 비타민K로 인해 혈액이 응고되므로 위험하다.

혈압강하제는 자몽과 함께 복용하면 안 된다

자몽(주스도 포함)은 혈압을 낮추는 혈압강하제의 칼슘 길항물질, 특히 디하이드로피리딘 Dihydropyridine 계 칼슘 길항물질의 효력을 상승시킨다.

자몽에 함유된 나린진Naringin의 성분이 약의 대사(약이 효과를 낸 후 체외로 배출되는 것)를 늦추므로 혈액 속에 약 성분이 오랫동안 정체되어 혈압을 낮추려는 움직임이 강해진

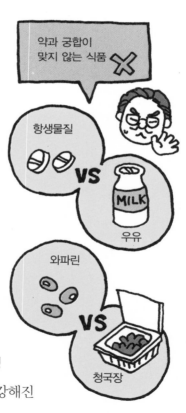

약과 궁합이
맞지 않는 식품 ✗

항생물질 VS 우유 MILK

와파린 VS 청국장

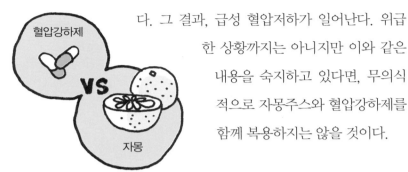

다. 그 결과, 급성 혈압저하가 일어난다. 위급한 상황까지는 아니지만 이와 같은 내용을 숙지하고 있다면, 무의식적으로 자몽주스와 혈압강하제를 함께 복용하지는 않을 것이다.

먹는 약의 종류와 효력의 차이는?

　먹는 약은 입을 통하여 몸(소화관)으로 들어가는 것으로 경구약 또는 내복약이라 한다. 위와 장에서 흡수되어 간장을 지나 혈액을 타고 발병한 부위에 도달해 치료효과를 발휘한다.

　내복약의 종류에는 가루약, 정제, 캡슐, 과립, 그 밖에 물약과 시럽 등이 있다. 정제와 캡슐 어느 쪽이 더 효과적인가 하는 질문을 자주 접하는데, 약의 형태와 효능에는 아무런 관계가 없다. 따라서 동일한 치료효과를 낳는다. 단, 가루약은 캡슐이나 정제와 달리, 약의 성분이 그대로 노출되므로 빨리 흡수되고 효과도 신속하게 나타난다.

캡슐을 뜯어
내용물만 복용하는
것은 절대금물!

먹는 약
(경구약 · 내복약)

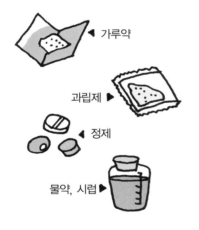

가루약

과립제 ▶

◀ 정제

물약, 시럽

　젤라틴으로 만든 캡슐에 약을
넣어 포장한 것이 캡슐 약이다. 캡
슐이라고 다 같은 것은 아니다. 캡
슐의 성분이나 두께의 차이로 인
해 위에서 바로 녹는 것, 위에서
녹는 데 시간이 걸리는 것, 위에서
는 녹지 않고 장까지 가는 도중에 녹는 것 등 다양한 종류가 있다.

　이처럼 치료하고자 하는 부위와 이동 시간을 설정해 만든 것이 캡
슐이기 때문에, 형태 그대로 복용하는 것이 중요하다. 빠른 효과를
노리고 캡슐을 뜯어 내용물만 복용하는 경우가 있는데, 이것은 옳지

않다. 장에서 흡수되어야 할 약이 위나 식도에서 흡수되어 점막에 손상을 입히는 결과를 낳는다.

물론, 알루미늄박 겉포장은 벗기고 복용한다. 최근에는 사고방지를 위해 캡슐만 꺼낼 수 있게 포장된 것들도 있다. 또한, 물을 마시지 않고 캡슐만 넘기는 경우가 있는데, 캡슐이 식도에 달라붙은 후 녹아 점막에 염증과 궤양을 일으키는 경우도 있다. 약을 먹을 때는 1컵 이상의 물을 반드시 함께 마셔야 한다.

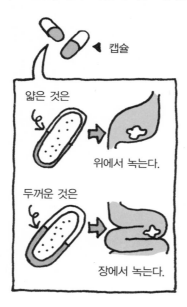

▶ 캡슐

얇은 것은

위에서 녹는다.

두꺼운 것은

장에서 녹는다.

정제는 갈아 가루로
복용하지 않는다

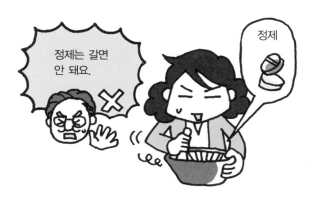

정제는 갈면
안 돼요.

정제

　　정제는 약을 일정한 형태로 압축, 고정시킨 것이다. 용이한 목 넘
김을 위해 표면이 당분으로 코팅되어 있는 경우가 있는데, 그런 것을
당의정糖衣錠이라고도 한다. 당분으로 코팅된 표면은 위에서 녹도록
제조된 것으로 대부분 위에서 흡수된다.

의사에게 '1/2 복용'이라고 특별히 지시받은 경우라면 정제를 반으로 잘라 복용해도 좋다. 그것을 위해 정 중앙에 선이 그어진 정제도 있다.

그러나 복용하기 어렵다는 이유로 가루로 만들어 복용하는 것은 바람직하지 못하다. 당분의 옷이 파괴돼 그 속의 약 성분이 노출되어 치료 부위와 시간이 바뀌게 된다.

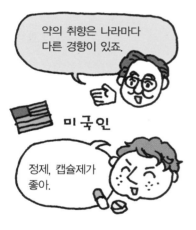

약의 취향은 나라마다
다른 경향이 있죠.

미국인

정제, 캡슐제가
좋아.

　작은 과립형태의 약을 과립제라 한다. 가루약과 비슷하게 생각할 수 있으나, 가장 큰 차이점은 일부러 과립에 당분을 코팅했다는 점이다. 여기에는 합당한 이유가 있다. 지금까지 서술한 바와 같이, 약은 그 효과를 나타낼 부위와 시간을 설정해 제조하기 때문이다. 표면의 코팅도 이런 이유에 근거한다. 위장약의 대부분은 위에서 바로 녹는 것이 목적이라 가루약이 대부분이지만, 시간을 두고 천천히 녹아야 할 경우에는 당의정과 캡슐제로 제조된다.

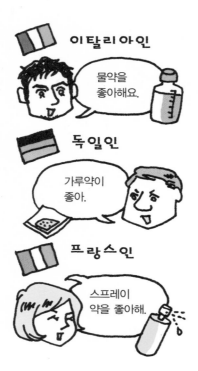

이탈리아인

물약을
좋아해요.

독일인

가루약이
좋아.

프랑스인

스프레이
약을 좋아해.

약의 효과를 빨리 얻고자 과립을 씹어 복용하는 사람이 있는데, 씹지 않고 그대로 복용해야 한다.

각 나라의 국민성에 따라 가루약, 캡슐, 정제 등 선호하는 약의 형태가 다르다. 미국인은 정제나 캡슐을 선호하는 편이다. 독일인은 가루약을 좋아해 정제를 처방해도 일부러 가루로 만들어 복용할 정도다. 그래서 독일인을 진료할 때, 항생제를 처방할 경우에는 '이 약은 갈아 먹지 않도록' 이란 주의를 준 다음 전달하기도 한다.

설하정

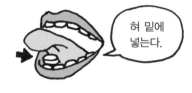

혀 밑에
넣는다.

버컬정

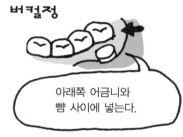

아래쪽 어금니와
뺨 사이에 넣는다.

정제는 물과 함께 복용하는 것
외에 복용방법에 따라 종류가 다
양하다.

설하정 혀 밑에 넣어 복용하는 약. 입 속 점막으로 흡수되어 간장
을 통하지 않고 혈액 속으로 들어가기 때문에 약의 효과가 빠르다. 협
심증의 치료에 쓰이는 니트로글리세린과 천식 치료약 등이 많다.

버컬정 아래쪽 어금니와 뺨 사이의 공간에 넣어 형태 그대로 녹여
사용한다. 입 속 점막으로 흡수되어 직접 혈액 속으로 흡수되기 때문

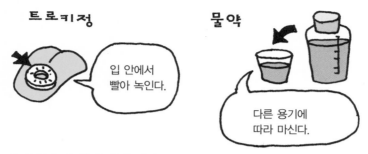

에 전신으로 쉽게 운반된다.

성性 호르몬제, 염증을 치료하는 소염제 등이 있다.

트로키정　입 안에서 빨면 녹으면서 흡수된다. 씹어 먹거나 삼켜 버리면 효과가 없다. 또한, 복용 직후에 입을 헹구거나 식사를 하면 효과가 떨어지므로 식후 30분~2시간 사이에 사용한다.

목의 염증을 치료하는 약이 많다.

물약　약을 물이나 알코올에 녹인 것으로 복용 전에 잘 흔들어 섞은 다음에 복용하면 좋다. 직접 병에 입을 대고 먹지 말고 다른 용기에 1회 분량을 덜어서 복용한다.

이탈리아인은 물약을 선호하는데, 일본에서는 물약을 어린이용으로 주로 이용하며 당액이나 감미료에 약을 녹여서 시럽제로 사용되는 경우가 많다. 어린이용으로 자주 이용되는 약에는 드라이 시럽제도 있다. 이것은 시럽에서 수분을 제거한 후 과립제나 정제로 만든 것으로 물에 녹여 복용한다.

외용약이란 피부나
점막 등 신체 표면에
사용하는 약

　피부나 점막 등 신체 표면에 바르거나 붙이는 약을 외용약이라 하는데, 도포한 부위에 직접적인 치료효과가 있다. 최근에는 피부나 점막의 치료뿐 아니라, 피부로 흡수되어 심장병, 발열, 통증 등을 치료하는 외용약도 늘고 있다.

　환부에 직접 작용하기 때문에 효과가 빠르고, 소화기관을 거치지 않기 때문에 위장장애와 같은 부작용이 없는 반면, 주사나 내복약 등과 비교해 효과가 낮거나 응용범위가 좁은 등의 단점이 있다.

　대표적인 외용약으로는 연고, 크림, 파스, 스프레이식이 있고 안약, 코약, 귀약, 좌약 등이 있다.

바르는 약을 계속 덧바르는 것은 효과가 없다

외용약

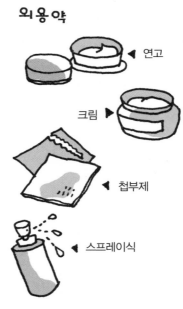

◀ 연고

크림 ▶

◀ 첩부제

◀ 스프레이식

연고는 피부에 직접 바르는 반 고형의 외용약이고, 크림은 연고의 일종으로 주로 건조한 피부질환에 사용되는 도포제다.

도포제는 청결한 손가락이나 손바닥에 적량을 취해 바른다. 바르는 양은 지시를 따르는 것이 중요하며, 많이 바를수록 효력이 상승할 것으로 생각해 덧바르는 경우가 있는데, 약은 많이 바른다고 좋은 것이 아니다.

의사의 특별한 지시사항이 없는 경우에는 밤이나 목욕 후가 좋다.

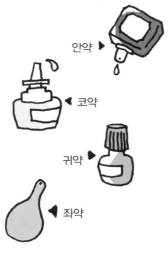

안약 ▶

코약 ◀

귀약 ▶

좌약 ◀

여유로운 기분으로 빠짐없이 엷고 정성스럽게 바르면 피부의 흡수력도 높아진다.

통증이나 가려움이 완화되면 바로 중단하는 경우가 있다. 무좀약도 가려움이 가라앉으면 귀찮다는 이유로 중단해 버리는데 그렇게 하면 호전되지 않는다. 가려움이 사라졌다 해도 지시된 기간 동안은 계속 바르는 것이 중요하다. 또한, 지나치게 장기간 상용하면 위험한 약도 있으므로, 사용기간·양·횟수의 세 가지 사항은 반드시 지키도록 한다.

사용 후에는 뚜껑을 꼭 닫아 선선한 곳에 보관한다. 굳거나 분리된 것은 염증을 일으킬 수 있으니 사용하지 말자.

첩부와 습포의
차이는?

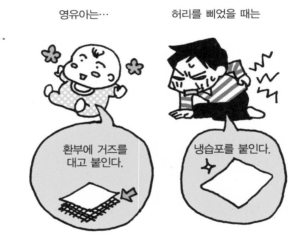

영유아는…

환부에 거즈를
대고 붙인다.

허리를 삐었을 때는

냉습포를 붙인다.

약이 첨가된 헝겊을 피부에 붙여 사용하는 것이 첩부제다. 환부에
약이 밀착되기 때문에 높은 효과를 얻을 수 있고 오랫동안 지속되며
사용법도 간단하다는 이점이 있다.

첩부제로는 허리를 삐었거나 타박상을 입었을 경우에 사용하는 국

소 소염진통제인 파스나 테이프의 형태가 있다. 협심증을 치료하는 것은 테이프제다. 또한 가슴에 붙이는 것으로, 니트로글리세린제, 스테로이드제 등도 나오고 있다.

갓난아기나 피부에 트러블이 생기기 쉬운 사람은 환부에 거즈를 대고 그 위로 붙이면 피부의 트러블을 막을 수 있다. 주름이 가지 않도록 바르게 펴 붙인다.

거즈나 천 등을 약액에 담가 사용하는 것이 습포제다. 냉수나 열탕 등에 천을 담갔다가 짜서 사용하는 '습포'에서 유래했다. 보통 파스가 시중에 많이 유통되고 있고 사용할 기회도 많아 파스를 습포제라 부르는 경우가 많은데 혼동하지 않도록 한다.

> 스프레이식 코약,
> 안약도 지나친 사용은
> 부작용을 일으킨다

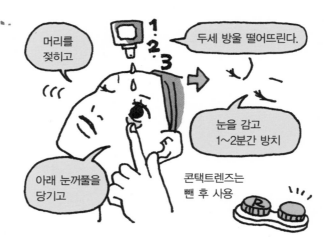

스프레이식 약은 코나 목에 뿌려 사용하는 것으로 천식발작에 사용하는 기관지팽창제 등이 있다. 향수로 유명한 곳이라 그런지 프랑스인은 이 분무제(스프레이식 약)를 선호한다. 겨드랑이 냄새를 억제하는 약물도 분무제의 일종이라 할 수 있다.

흡입제는 호흡과 함께 흡입하는 약이다. 분무제도 흡입제도 1일 사용횟수를 지키는 것이 중요하다. 지나친 사용은 점막출혈이나 점막위축과 같은 부작용을 초래한다. 코약이나 안약도 이런 부작용을 일으킬 수 있으므로 같이 사용하거나 짧은 간격으로 반복해서 사용하지 않는 것이 중요하다.

점안제 하면 보통 점안액인 안약을 가리킨다. 올바른 사용법은 다음과 같다. 머리를 뒤로 젖히고 눈 아래 꺼풀을 잡아당기면서 두세 방울 떨어뜨린다. 눈을 감고 1~2분 정도 그대로 유지한다.

콘택트렌즈를 사용하는 사람은 콘택트렌즈(하드, 소프트)를 제거한 후에 사용할 것. 그리고 시간이 흐른 후에 다시 착용한다. 안약을 넣어 눈이 아픈 경우에는 눈에 상처가 났을 가능성이 높다. 안과에서 진찰을 받도록 한다.

좌약은 절대로 입으로 복용하면 안 된다

좌약

표면 코팅

뽀족한 부분부터 넣는다

두꺼운 부분을 잡고

'좌약'이라고 해서 앉아서 먹어버렸다는 사람이 있는데, 좌약은 절대로 입으로 복용하면 안 된다. 좌약을 감싸고 있는 성분 중에는 독성이 강한 것도 있다. 코팅된 독성은 위에 손상을 입히고 구멍을 낼 정도로 강력하다. 항문 주변의 점막은 질겨서 독성이 그다지 흡수되지 않고 치료를 진행할 수 있지만, 좌약을 자주 사용하는 것은 항문 점막에도 손상을 입히는 행동이다.

또한, 좌약의 성분량도 내복약과 비교할 때 강한 것이 많다. 예를 들어, 볼타렌Voltaren이라는 항염·진통·해열제는 내복약으로 25mg의 양이 성인기준인데, 좌약으로는 50mg이 된다. 좌약은 고열

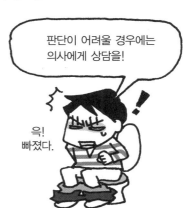

등과 같은 극한의 상황이나, 내복약 복용 시 위장에 상당한 부담을 줄 가능성이 있을 때 처방하는 약이다.

또한, 좌약을 화장실에 보관하는 경우가 있는데, 바람직하지 못하다. 좌약의 성분은 저온을 좋아하므로 냉장고에 보관하는 것이 적합하다.

좌약의 대부분은 항문에서 직장으로 삽입하는 것이 보통인데, 질에 삽입해 사용하는 질제도 있다. 좌약의 끝과 항문에 올리브유를 바르면 쉽게 삽입할 수 있다.

좌약을 넣었는데 대변을 봤을 경우에는 어떻게 하는 것이 좋을까? 좌약을 넣고 30분 정도 지났다면 성분은 흡수된 상태이니 좌약을 추가할 필요는 없다. 하지만 삽입한 후 바로 나왔다면 새로운 좌약을 삽입해도 무방하다. 좌약의 흡수시간은 약에 따라 크게 다르니 판단이 어려울 경우에는 의사와 상담하는 것이 좋다.

약을 먹이기 힘든 아이들에게 좌약을 사용하는 것은 도움이 된다. 어린이용 좌약에는 해열·진통·항생제, 열성경련 예방, 변비, 복통, 구토에 사용하는 다양한 약들이 있다. 물론 성인용 좌약을 아이에게 사용해서는 안 되겠다.

변비약 제대로
알고 먹기

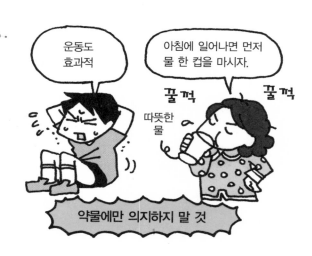

변비치료제에는 변을 무르게 하는 염류 변비약, 장의 컨디션을 조절하는 정장제, 설사를 일으키는 약 등이 있다. 염류 변비약은 수분의 장내 흡수를 막아 변이 딱딱해지는 것을 방지한다. 설사를 일으키는 변비약은 작용을 부드럽게 하는 완하제라는 것인데, 이러한 완하제는 처음에는 잘 들다가 사용할수록 효과가 없어지고 나중에는 아예 변을 못 보게 되는 경우도 있다. 그러한 이유로 완하제의 양을 점점 늘리게 되는데, 무분별한 완하제 사용은 금물이며 반드시 의사의 처방을 받아야 한다.

급성 질환, 불규칙적인 식사, 약제 투여나 여행 등에 의해 급성으로 변비가 생길 수 있는데 이런 경우에는 일시적으로 자극성 하제를 사용하거나 관장을 하도록 한다. 관장은 간단하며 대부분 즉각적으로 급성 변비를 해결할 수 있는 장점이 있다.

약물에 의지하지 않는 쾌변생활을 위해 노력하자. 수분을 충분히 섭취해 변의 장내이동을 돕는 것이 중요하다. 아침에 일어나면 먼저 한 컵 분량의 물을 마시도록 한다. 찬물로 장에 자극을 주기보다 따뜻한 물을 마시는 것이 더욱 효과적이다. 또한, 운동을 하면 장의 혈액순환이 좋아져 소화 · 흡수의 움직임도 활발해진다. 앉거나 누워서 오른쪽 아랫배에서 왼쪽 아랫배 방향으로, 즉 시계방향으로 복부 마사지를 한 번에 10분씩 하루 2회 정도 하면 좋다. 과일, 채소와 같은 섬유소가 풍부한 음식을 섭취하는 것도 도움이 된다.

지사제 제대로
알고 먹기

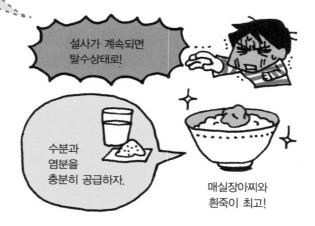

설사가 계속되면
탈수상태로!

수분과
염분을
충분히 공급하자.

매실장아찌와
흰죽이 최고!

설사약에는 변을 딱딱하게 하는 수렴제가 포함되어 있는 경우가
많다. 세균의 감염에 의한 설사가 의심되는 경우에는 세균을 없애는
항생물질도 처방된다.

설사가 과민성대장증상에 의한 경우는 불안한 마음을 완화해 주는

신경안정제를 처방하는 경우도 있다. 의사의 지시에 따라 약을 지속적으로 복용하면 약 2주 만에 증상이 호전된다.

설사가 계속될 경우에는 탈수증을 동반하기 쉬우므로 수분 보충을 충분히 해주어야 한다. 탈수증은 수분과 함께 염분(나트륨) 등도 소실되므로 염분 공급도 중요하다. 시중에서 판매하는 스포츠 음료도 좋고, 설사 때 먹는 흰죽과 젓갈의 조합은 염분보충과 함께 장에 휴식을 줄 수 있는 식사라는 점에서 적합하다.

설사를 자주 일으키는 사람은 평소에도 장을 편안하게 하는 생활습관을 들이도록 노력한다. 자극이 적고 부드러운 음식을 권장하나, 그것만 섭취하게 되면 장에 대한 과보호가 되어 아주 작은 자극에도 설사를 일으키기 쉽다.

기침약과 안약을
상용하면 부작용이 크다

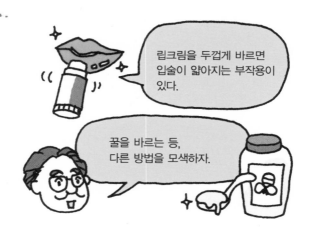

립크림을 두껍게 바르면 입술이 얇아지는 부작용이 있다.

꿀을 바르는 등, 다른 방법을 모색하자.

　기침을 멎게 하는 약에는 '인산코데인'라는 물질이 포함되어 있다. 의사가 처방할 때는 이것을 100배 희석하며, 10배 정도로 희석한 것은 마약으로 분류될 정도로 강한 약품이다. 아무리 의사의 처방을 받은 약일지라도 상습적으로 복용하면 '코데인 중독'을 일으켜 끊기가 어렵다.

예를 들어, 시중에 판매되고 있는 종합감기약에도 인산코데인을 함유하고 있는 것이 많다. 약의 성분을 면밀히 검토한 후 복용해야 하며, 증상이 호전되면 바로 중단하는 것이 옳다. 구토 방지제나 항비타민제도 습관성이 강한 약품이다.

안구에 넣는 점안액도 습관성이 있다. 한 사람이 100개의 안약을 구입한 예가 있어 조사한 결과, 각성제를 대신하여 안약을 주사한 사실이 밝혀졌다. 그 사건을 교훈 삼아 현재 일본에서는 업계의 의견을 수렴하여 1인 1개로 안약의 구입을 제한하고 있다.

또한, 입술이 얇아지는 부작용이 있는 립크림이나 립밤도 습관이 되기 쉬운 제품이다. 만약 입술이 부르터서 고민이라면 꿀을 바르는 것도 도움이 될 것이다.

상용을 중단하면 위험한 약
－혈압, 당뇨약 복용의
자가진단은 금물

'혈압약을 복용하자 두통도 사라지고 어깨부터 뒤통수까지 아팠던 통증도 가라앉고 컨디션이 아주 좋아졌다. 그러니 잠시 약을 끊어도 되겠다'고 자가진단을 내리는 경우가 있는데, 이것은 매우 위험한 판단이다.

예를 들어 집에 있는 혈압계로 혈압을 잰 후, 혈압이 내려갔으니 이제 더 이상 약을 안 먹어도 되겠다고 자가진단을 내리고서 혈압강하제를 복용하지 않으면, 혈압이 갑자기 올라서 혈관에 무리를 주게 된다. 병약한 혈관의 경우에는 그러한 부담을 이기지 못해 파열하고 말 것이다. 당뇨약도 마음대로 중단하면 혈당치가 상승해 고혈당(당뇨병이 악화된 상태)을 일으킨다. 약은 상태가 호전되더라도 지시받은

대로 복용법을 지키는 것이 중요하다.

또한, 혈압이 내려간 다음에도 계속해서 동량의 약을 처방받지 않으려면 호전된 이유를 알리는 것이 중요하다. '집에 갈 때 버스에서 한 정거장 먼저 내려 집까지 매일 20분 정도 걷고 있습니다' '석 달 동안 3킬로그램 정도 빠졌습니다' 등, 약복용 외에도 실천하고 있는 사항을 의사에게 알리는 것도 중요하다. 의사는 환자의 모든 상황을 종합적으로 고려한 뒤 약을 처방하기 때문이다.

사용기한이 지난 약은
사용할 수 없다?

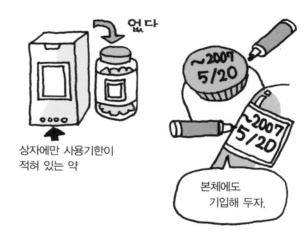

없다

상자에만 사용기한이
적혀 있는 약

본체에도
기입해 두자.

갑자기 열이 펄펄 끓어 구급상자를 열어보았더니, 사용기한이 1년
이나 지난 해열제밖에 없었다는 경우가 많다. 그럴 때면 사용해도 해
가 되지 않을지 불안하다.

본래 약의 유효기한은 제조부터 3~5년, 개봉 시에는 1~2년이다.

그리고 사용기한이 경과되었다고 효능까지 없어지는 것은 아니다. 사실 약의 효능은 천천히 사라진다. 사용기한이 지난 약도 개봉하지 않은 상태라면 1~2년은 유효하다고 본다. 사용기한이 지난 해열제도 일시적인 해결책으로 사용한다면 무방하다.

연고는 유분이 많아 시간이 경과됨에 따라 유분에 의해 두개의 층으로 나뉜다. 이런 상태는 섞는다고 문제가 해결되는 것이 아니므로 폐기하는 것이 마땅하다.

최근에는 약병의 겉포장이나 튜브 본체에 사용기한을 인쇄하는 경우가 많지만, 아직은 그렇지 않은 것이 더 많다. 겉 상자를 버리면 사용기한을 알 수 없는 것도 있다. 개봉한 날짜와 사용기한을 병 본체에 직접 기입해 둘 것을 권장한다.

약 먹는 것을 잊었을 때는 한 번에 먹어도 된다?

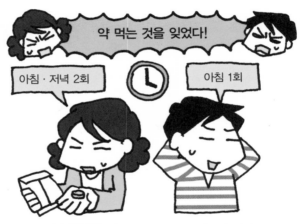

약 먹는 것을 잊었다!

| 아침 · 저녁 2회 | 🕐 | 아침 1회 |

저녁에만 먹는다.   내일 아침에 먹으면 되지.

정신없이 바쁜 나머지 약 먹는 것을 잊을 때가 있다. 이럴 경우는 어떻게 하는 것이 좋을까?

약 먹어야 하는 시각에서 많이 경과되지 않았다면, 약 먹는 시간을 놓쳤다고 알아차린 그 시점에 복용해도 상관없다.

시간이 많이 흐른 후에 잊고 있었다는 사실을 깨달았다면, 다음 복용시간에 그 분량을 한꺼번에 복용하지 않는 것이 좋다. 또한 공복 때 복용해야 하는 약을 식후에 먹으면 오히려 악영향을 미칠 수도 있다.

아침 1회 혹은 취침 전 1회 등, 시간이 정해져 있는 약도 이튿날 정해진 시간에 복용하면 된다.

복용하는 것을 잊고 허둥지둥 서둘러 복용한 후에 제 시간에 맞춰 약을 먹었던 것을 떠올릴 경우도 있다. 두 번 복용으로 다량의 약이 투여되었어도, 특별히 증상이 없다면 다음부터는 복용시간을 지키면 된다. 눈에 띄는 증상이 있을 때는 약을 처방한 의사에게 전화로 상담을 하는 것도 좋은 방법이다.

약의 복용은 몇 시간 간격이 좋은가

해열제를 먹었지만 열이 떨어지지 않는다. 한 알을 더 추가로 먹어도 될까? 이렇듯 극한 상황일지라도 내복약의 경우에는 3시간 이상의 간격을 두는 것이 좋다. 3시간 이상 간격을 유지한다면, 조금 특별한 경우 하루 3회 복용을 4회로 늘여도 무방하다.

좌약의 경우에는 약의 효과가 오랫동안 지속되므로, 연이어 사용할 경우에는 4시간 이상의 간격을 두는 것이 좋다.

약을 지속적으로 복용하는 것은 어디까지나 고통스러운 증상이 호전되지 않는 특별한 경우에 한정된다는 점을 강조한다.

효능이 같은 약을
겹쳐 복용하는 것은
절대 금한다

약을 겹쳐서 복용하는 것도 금물이다. 예를 들어, 내복약(입으로 먹는 약)인 해열제를 복용했는데도 열이 떨어지지 않아 좌약해열제를 추가하고자 하는 사람이 있다. 내복약을 복용한데다 좌약해열제까지 사용하면 혈압이 지나치게 떨어질 우려가 있다.

또한 의사에게 처방받은 약을 복용하고 있음에도 불구하고 약국에서 구입한 약을 스스로 멋대로 판단해 이중으로 복용하는 경우가 많다. 목적이 같은 약의 경우에는 효과가 이중으로 겹쳐 부작용을 일으킬 수 있다. 이는 매우 위험한 행동이므로 반드시 중단해야 한다.

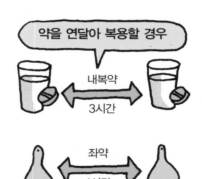

복수진단으로 처방받은 약의 복용은 의사와 상담한다

노인의 경우에는 동시에 다양한 진료를 받는 경우가 있다. 내과, 정형외과, 안과, 이비인후과에서 각각의 약을 처방받는 경우도 많다. 이런 경우에 각각 처방받은 다양한 약을 한꺼번에 복용하면 동시복용으로 인해 좋지 않은 영향을 미치는 경우도 있다. 이상적인 복용방법은 30분 정도의 간격을 두고 복용하는 것이다.

그러나 약에 따라 식후에 복용하라는 지시가 3~4가지 겹치는 경우도 있을 것이다. 30분마다 복용하다 보니 다음 복용시간이 되었다는 황당한 경우도 있다. 이러한 상황을 막기 위해 "다른 과에서 이런 약을 처방받았는데요"라고 각각 진료과의 의사들과 상담을 한다. 그러면 의사는 이중으로 겹친 약과 영향을 미칠 가능성이 있는 약을 고려해 처방할 수 있기 때문이다.

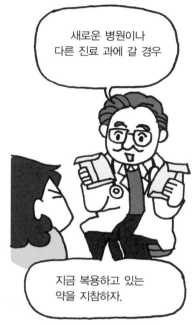

새로운 병원이나 다른 진료 과에 갈 경우

지금 복용하고 있는 약을 지참하자.

약의 부작용이
의심될 때는
즉시 의사와 상담한다

약은 목적으로 하는 치료 외에 다양한 작용을 한다. 가려움, 두드러기, 식욕 부진, 현기증 등의 증상이 나타날 때는 약의 영향을 의심해 볼 필요가 있다.

혈압 저하, 호흡곤란, 식은땀 등의 증상들은 중증에 속한다. 특히 노인이나 갓난아기는 부작용이 이렇게 중증으로 발전하기 쉽다.

부작용을 자가진단하는 것은 위험하니 이상 증상이 나타나면 곧바로 의사에게 사실을 알리고 처치방법을 지시받도록 한다. 단, 약을 먹고 증상이 호전되는 단계에서 호전반응이 나타나는 경우도 있다. 환부와는 관계없는 곳에 나타나는 것은 부작용이고, 환부의 상태가 변하는 것은 호전반응이다. 구분이 어려울 때도 역시 의사와 상담한다.

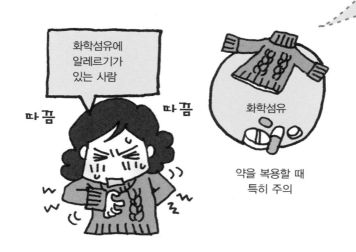

화학섬유에 알레르기가
있는 사람은
약 복용도 주의

화학섬유에
알레르기가
있는 사람

따끔   따끔

화학섬유

약을 복용할 때
특히 주의

　　화학섬유를 입었을 때 따갑거나 부어오르는 증상이 나타나는 사람
은 약에 대한 알레르기 반응이 나타나기 쉽다. 왜냐하면 이것은 화학
물질에 민감하다는 증거이며, 대다수의 약은 화학물질로서 그 자체
가 석유로 만든 제품이기 때문이다.

인간의 몸에는 외부의 이물질이 들어올 경우, 이를 식별해 제거하거나 공격하는 방어 시스템이 있다. 화학물질인 약은 몸 안에서 이물질로 인식되기 때문에 공격대상으로 여기고, 신체가 인내의 한계를 넘으면 알레르기 증상이 나타난다.

의사가 약을 처방할 때, "약에 대한 알레르기 반응은 없습니까?"라는 질문을 한다. 약을 복용하면서 알레르기 반응을 일으켰던 사람은 그 사실을 알리는 것이 필수다. 약에 대한 알레르기 반응은 없었으나 최근에 화학섬유로 인해 피부가 부어오르거나 가려움을 호소하는 사람도 이런 증상을 알리도록 한다.

한 집에 한 개의 구급상자는 기본으로 상비해 두어야 한다. 유비무환이므로.

약은 소독약을 기본으로 하고, 가족구성원의 체질과 병력 등을 고려해 구비하도록 한다. 감기에 걸리기 쉬운 체질이라면, 시중에서 판매되고 있는 감기약은 필수일 것이고, 입안을 헹구는 약을 구비해 놓는다면 감기가 유행일 때 예방에 도움이 된다. 상비약 외에 병원 가기 전에 비상으로 쓸 수 있는 응급처치용 약품들도 필요하다. 해열·진통제, 두드러기에 바르는 약, 허리 타박상 등에 붙이는 소염파스 등.

위생용품으로는 체온계, 반창고, 면봉, 탈지면, 거즈, 붕대, 마스크

등이 있다. 그리고 족집게, 손톱깎이도 추가해 두면 편리하다. 가위도 구급상자 전용으로 조금 작은 것을 준비해 두면 좋다. 체크리스트를 작성해 확인해 보자.

구급상자의 내용물은 6개월마다 정리해 사용기한을 확인하는 것이 좋다. 또한, 해외여행을 할 때는 방문지역의 위생 상황을 조사함과 동시에, 사전에 주치의에게 방문지를 알려 조언을 구한다. 소독약, 항히스타민연고, 자외선 차단제, 살충 스프레이 등은 준비해야 할 대표 품목들이다.

doctor's memo

상비약 체크리스트 ★는 반드시 준비해야 할 물품

	★ □일반명칭	목적
가정 · 일반 용품	□해열 · 진통제	발열, 통증 완화
	★ □감기약	일반적인 감기
	★ □지사제	정장 작용, 설사 멈춤
	★ □구토억제제	구토 멈춤
	□소화제 · 위장약	과식
	□변비약	변비
	□가글액	목의 소독, 감기예방
	★ □함염증제	진통
	★ □항생제가 들어간 연고	벌레 물린 데, 상처
	□안약	눈의 피로(비타민 함유)
	□첩부제	염좌, 급성요통, 요통
	★ □소독약	상처 소독
	□멸균 거즈	
	★ □탈지면	
	★ □붕대	
	★ □반창고 (대, 소)	
	★ □테이프	거즈나 붕대를 고정
	★ □핀셋 ★ □가위	
	★ □칼 ★ □족집게	
	★ □체온계	
	★ □빙침	해열
스포츠 용품	★ □위의 가정 · 일반 용품 모두	
	□일회용 콘택트렌즈	빠졌을 때를 대비 개인의 시력에 맞게 준비
해외 여행 용품	★ □해열 · 진통제	발열, 진통
	★ □감기약	
	★ □소화제 · 위장약	과식, 소화불량
	★ □수면유도제	시차 방지용으로 필요한 사람만 (의사처방)

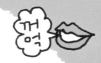

제4장

혼자서 할 수 있는 응급처치 및 진단

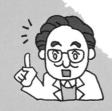

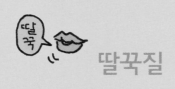

딸꾹질

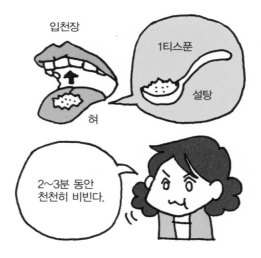

입천장

1티스푼

설탕

혀

2~3분 동안
천천히 비빈다.

딸꾹질이 나면 혀에 설탕을 올려놓고 입천장에 비빈다

딸꾹질은 가슴의 내강(흉강胸腔)과 복부의 내강(복강腹腔)을 가로지르는 횡격막신경이 지나치게 민감하거나, 강한 자극을 받았을 때 일어나는 경련이다. '딸꾹' 하는 특징적인 소리가 나는 것은 성문聲門

(성대 사이에 생기는 공기의 통로)의 갑작스런 수축으로 경련을 일으키면서 공기가 흡입되기 때문이다.

딸꾹질을 멈추기 위해서는 한 티스푼 분량의 설탕을 혀에 올려놓고, 2~3분 동안 입천장에 천천히 비벼 녹이면 효과가 있다. 설인신경을 거쳐 횡격신경이 자극을 받기 때문이다. 설탕은 굵은 설탕이나 커피슈거처럼 입자가 거친 것이 녹는 데 시간이 걸려 좋다. 또한, 물을 한 컵 천천히 마시거나 숨을 길게 참아보는 것도 효과가 있다.

의심되는 질환 딸꾹질의 대부분은 바로 개선되지만, 격렬하게 오래 지속될 때는 심부전이나 흉수를 의심할 수 있다.

진료과 내과, 이비인후과

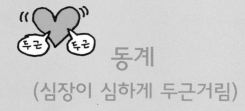

동계
(심장이 심하게 두근거림)

심장이 심하게 두근거리면 한쪽 눈꺼풀을 천천히 누른다

심장이 두근거리고 빠르게 뛰는 맥박을 진정시키기 위한 간단한 처치방법을 소개하겠다. 눈을 감고 눈꺼풀 위에 손가락을 대고 안구를 지그시 누른다. 검지와 중지를 가지런히 모아 누르면 쉽다. 양 눈을 동시에 누르는 것이 아니라 한쪽 눈만 압박한다. 양쪽 눈을 계속 누르면, 극단적인 경우 맥이 멎을 정도로 위험하므로 한쪽만 누른다.

안구를 지그시 누르면 삼차신경－연수－말초신경을 통해 심박수가 감소한다. 이것을 '안구심장반사(Aschner's reflex)'라 하며, 이 법칙을 응용한 처치법이다.

또한, 찬물을 마시고 마음을 진정시키는 것도 효과가 있다.

의심되는 질환 빈맥이 반복적으로 있을 경우에는 심장판막증, 심근염, 갑상선기능항진증 등을 의심할 수 있다.

진료과 내과, 순환기과

공황장애가 일어나도 맥박이 빨라진다

전철이나 엘리베이터 안에서 갑자기 가슴이 답답해지며 맥박이 빨라지는 증상을 보일 때가 있다. 호흡이 거칠어지고 식은땀을 흘리며 이대로 죽는 것은 아닐까 하는 불안감에 휩싸인다. 그런데 막상 구급차를 불러 병원에 도착할 무렵에는 증상이 개선되고 맥박도 정상으로 되돌아온다. 이런 증상이 '공황장애'이다. 이때는 신경안정제나 우울증 치료제 등을 복용하면 개선된다.

진료과 정신과(정신신경과), 순환기내과

코피

코피를 멎게 하려면 몸을 앞으로 숙인다

코피는 비염, 코 점막의 상처, 고혈압질환, 적혈구증가증, 드문 경우 장티푸스 등이 원인이 되어 일어난다.

코피가 나면 흔히 머리를 뒤로 젖히는데, 이것은 잘못된 상식이다. 코피를 멈추려면 몸을 앞으로 숙인 자세에서 지혈을 하는 것이 옳다.

몸을 앞으로 숙이고, 피가 터진 쪽 코에 거즈나 티슈를 대고 5분 이상 압박하면 지혈할 수 있다. 머리를 뒤로 젖히고 두들겨도 지혈효과는 없다.

콧구멍에 탈지면이나 티슈를 말아 넣어도 좋다. 면으로 된 거즈가 있으면 거즈로 막는다.

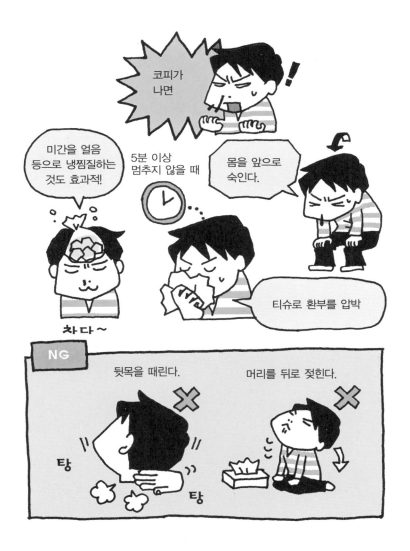

미간을 얼음으로 냉찜질하는 것도 효과적이다

젖은 수건이나 얼음으로 미간을 냉찜질하는 것도 좋다. 코의 동맥은 이마 쪽에서 코 방향으로 흐르기 때문에 미간을 차갑게 하는 것은 둑을 만드는 것과 같은 이치다. 혈액을 차게 해 응고되기 쉬운 상태로 만든다.

코피라는 것이, 흘러내리는 빨간색에 당황해 상당 양을 쏟은 듯한 착각을 하게 되는데, 사실은 어느 정도 시간이 지나면 지혈되기 때문에 걱정할 필요는 없다. 단, 코피가 빈번하게 터질 때는 혈액에 의한 질환을 의심할 수 있다.

진료과 내과, 이비인후과

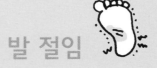

발 절임

혈액순환 장애가 원인이며 뒤로 걸으면 호전된다

정좌로 오랫동안 앉아 있다 보면 다리에 쥐가 나는데, 이것을 신속하게 제거하기 위해서는 뒤로 걷거나, 계단을 뒷걸음질로 4~5계단 오르락내리락 반복하면 효과가 있다. 계단을 오리고 내릴 때 넘어지지 않도록 손잡이를 잡고 주의하면서 실시한다.

다리에 쥐가 나는 것은 장시간 동안 발등의 족배동맥이 압박을 받아 혈액의 흐름이 일시적으로 악화된 것과, 다리의 지각신경이 압박을 받는 것이 원인이다. 혈액순환이 원상태로 돌아오면 발 절임은 해소된다.

진료과 원인을 알 수 없는 발 절임–신경과

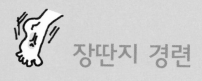

장딴지 경련

**엄지발가락을 정강이 쪽으로 당기거나
발목의 관절을 직각으로 굽힌다**

장딴지에 경련이 일어났을 때는 다리의 엄지발가락을 정강이 방향으로 잡아당기면 완화된다. 주위 사람들에게 도움을 받을 수 있을 때는 무릎을 누르면서 발끝을 무릎 쪽으로 당긴다. 혼자 처치할 때는 벽이나 전신주에 발바닥을 단단히 대고 수직으로 발목의 관절을 꺾는다. 통증이 사라질 때까지 이 자세를 유지한다. 또한, 발바닥에 쥐가 났을 경우에는 바닥을 딛지 말고 발바닥을 누르면 개선된다.

장딴지 경련은 다리의 정강이(장딴지)에 경련이 일어나는 것으로 근육세포가 흥분한 상태이기 때문이다.

빻은 참깨를 매일 먹으면 장딴지 경련을 예방할 수 있다

장딴지 경련의 원인 중 대부분은 다리에 피로가 쌓인 것인데, 칼슘과 마그네슘이 부족해서 생기는 경우도 있다. 탈수증이나 설사일 때도 칼륨이온과 나트륨이온의 밸런스가 무너져서 장딴지 경련이 일어나기 쉽다. 또한, 혈압을 떨어뜨리는 혈압강하제나 고지혈증 치료제 중에 장딴지 경련을 일으키는 경우도 있다.

칼슘과 마그네슘이 부족해서 발생할 때는, 매일 다섯 큰숟가락 분량의 빻은 참깨를 밥이나 된장국, 샐러드 등에 뿌려 섭취하면 예방에 도움이 된다. 축구선수들이 시합 도중에 장딴지 경련으로 쓰러지는 예가 많은데, 참깨를 섭취하여 다음 시합에서는 거뜬하게 경기를 치

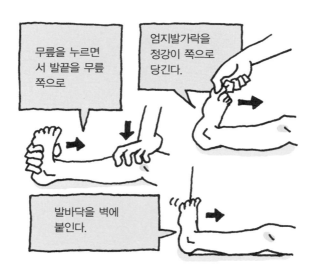

러낸다. 더욱이 운동 전에는 반드시 근육을 수축·이완시키는 스트레칭 체조가 필수다.

의심되는 질환 자주 발생하면 간장·신장·신경 질환, 당뇨병, 갑상선기능저하증 등을 의심해 볼 수 있다.

진료과 내과, 신경내과, 소화기내과

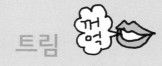

트림

입으로 들어간 공기가 고여 가스로 역류

트림은 위나 식도에 고인 가스가 구강으로 역류하는 것이다. 위에서 발생하는 경우도 있지만, 가스의 대부분은 입을 통해 들어간 공기다. 공기를 많이 흡입하게 되면 가스 발생도 빈번해진다. 음식을 빨리 먹는 사람은 음식물과 함께 공기 또한 많이 흡입하게 되므로 식후에 트림을 자주 한다.

마음이 불안하면 심호흡을 자주 하므로 트림이 잦다

대부분의 경우는 대수롭지 않지만 빈번하게 나올 경우에는 위장계통의 질환을 의심해 볼 필요가 있다. 속쓰림을 동반하는 경우에는 소

147

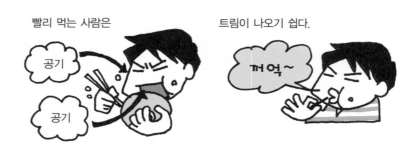

빨리 먹는 사람은

공기

공기

트림이 나오기 쉽다.

꺼억~

화성궤양을 의심한다. 위의 유문(십이지장과 이어지는 위의 출구)이 좁은 사람도 트림이 나오기 쉽다.

마음이 불안하거나 갈등이 있을 때도 공기를 많이 들이마시게 된다. 음식물과 함께 공기를 많이 마시는 증상을 공기연하증이라고 하는데, 낙천적이고 느긋한 성격으로 전환하는 것이 좋다.

의심스러운 질환 만성위염, 위궤양, 십이지장궤양, 위암

진료과 내과, 소화기과, 신경정신과

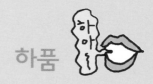

하품

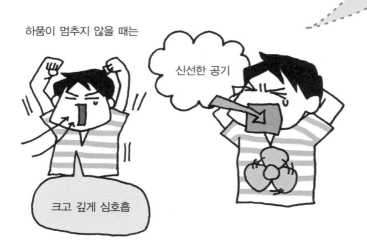

하품이 멈추지 않을 때는

신선한 공기

크고 깊게 심호흡

특별한 의미가 있는 호흡의 한 형태이므로
무리하게 참을 필요는 없다

하품은 긴장이 풀리거나 졸음이 쏟아질 때, 환기가 잘 안 되는 폐
포肺胞의 확장을 위해 심호흡을 하는 반사적 호흡운동이다. 하품에

149

는 명확한 이유가 있으므로 입을 다물고 억지로 참지 않는 것이 좋다. 특별한 의미를 지닌 호흡의 형태라고 생각하자.

하품이 자꾸 나와서 괴로울 때는 크고 깊게, 천천히 심호흡을 해보자. 폐의 환기가 좋아져 산소가 충분히 혈액 속으로 전달되면 하품은 멈춘다.

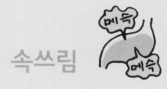

속쓰림

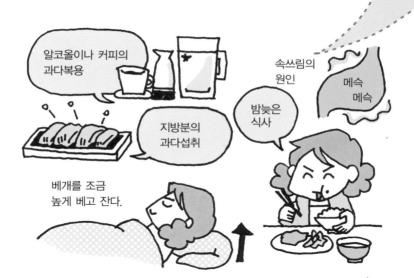

알코올이나 커피의 과다복용

속쓰림의 원인

메슥 메슥

지방분의 과다섭취

밤늦은 식사

베개를 조금 높게 베고 잔다.

지방이 많은 음식과 알코올을 줄이고 높은 베개를 벤다

속쓰림은 식도 부근이 쑤시듯 아픈 증상이다. 속쓰림 예방과 개선을 위해서는 잘 때 베개를 조금 높게 베는 것이 도움이 된다. 또 야식을 피하고 지방이 많은 음식을 줄이며 알코올이나 커피를 과다복용하지 말고 금연을 한다.

과식과 같이 원인을 짐작할 수 있는 경우에는 하루 정도 지나면 증상도 사라진다. 또한, 위산분비를 억제하는 약을 복용하면 증상이 완화된다.

역류성식도염에 의한 속쓰림이 늘고 있다

속쓰림이 지속적으로 일어날 때는 식도·위장의 질환을 의심할 수 있다.

최근 늘고 있는 것이 역류성식도염이다. 위나 십이지장의 소화액(위액, 담즙, 췌장액 등)이 식도로 역류해 식도 점막을 손상시키는 것이다.

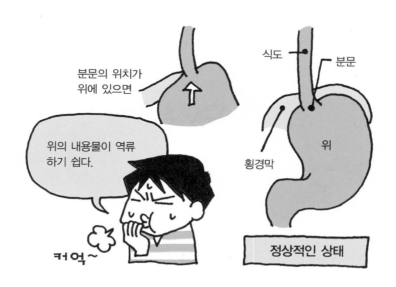

식도와 위의 연결 부위에 해당하는 위의 분문噴門은 횡격막보다 아래에 위치하는 것이 정상이지만, 분문의 위치가 횡격막보다 위에 위치하는 경우도 있다. 분문은 위의 내용물이 역류하지 않도록 적절하게 닫는 움직임을 담당하는데, 이것이 느슨해지면 역류를 일으키기 쉽다. 비만인 사람, 나이가 들어 허리가 굽은 사람은 이처럼 횡격막보다 위에 위치하는 경우가 있다.

의심되는 질환 식도염, 위염, 역류성식도염

진료과 내과, 소화기내과

손가락이 삐었을 때

손가락을 잡아당기지 않는다

손가락이 삐었을 때 손가락을 잡아당기는 것은 잘못된 상식이다. 삔 손가락은 그대로 찬물에 담그는 것이 좋다. 얼음으로 냉찜질을 하거나 흐르는 물에 계속 손가락을 대고 있는 것도 효과적이다. 얼음을 비닐봉지에 넣어 사용해도 좋고, 환부와 얼음 사이에 거즈를 대는 것도 방법이다. 찜질 시간은 20~30분 정도가 적당하다.

손가락을 만져 통증이 있으면 골절일 가능성이 높다

손가락이 삐었다는 것은 손가락 끝을 구부렸다 폈다 하는데 꼭 필요한 건腱(뼈와 근육을 잇는 부위의 근섬유의 다발)이 손상을 입은 상태다.

강한 힘이 가해진 것이 원인으로 배구나 농구공에 맞아도 일어날 수 있다.

손가락을 살짝 건드리기만 해도 통증이 있다면 골절일 가능성이 높다. 그럴 때는 부목을 대고 정형외과의 진찰을 받는다. 적당한 부목이 없을 때는 나무젓가락으로 사용해도 좋다. 옆 손가락과 함께 반창고로 감으면 확실하게 고정할 수 있다.

진료과 정형외과

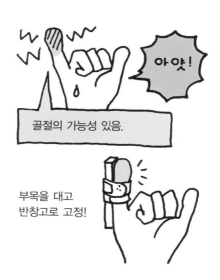

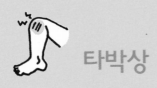

타박상

타박상에 온열찜질은 피할 것
출혈이 있는 경우에는 압박하고 지혈한다

손가락이 삐었을 때와 마찬가지로 먼저 찬물에 냉찜질해야 하며 환부를 따뜻하게 보온하는 행동은 삼가야 한다.

피가 날 때는 청결한 천이나 휴지로 강하게 압박하고 지혈한다. 지혈 시에는 환부를 심장보다 높게 들고, 심장 근처의 동맥을 강하게 압박하면 지혈이 수월하다.

목이나 등에 타박상을 입었을 경우에는 세심한 주의를 요하므로, 자가진단이 불가능할 때는 그 자세 그대로 구급차를 부른다. 머리를 다쳐 두통, 어지럼증, 구토 등의 증상이 나타날 때, 등에 타박상을

입어 손발과 하반신에 마비가 오거나, 움직일 때마다 격렬한 통증이
있을 경우에는 서둘러 정형외과를 찾아 진찰을 받거나 구급차를 부
른다.

　움직일 수 없는 사람은 들것에 눕혀 이동하고 들것이 없을 때는 딱
딱한 판자나 주변 사람들의 옷을 이용해도 무관하다. 가능한 한 타박
상 입은 부위를 곧게 펴서 굽히지 않도록 한다.

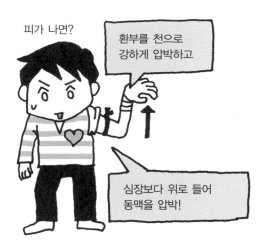

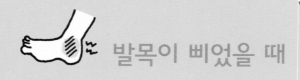

발목이 삐었을 때

움직이지 말고 냉찜질을 한다

발목이 삐었을 때는 차갑게 하는 것이 철칙이다.

냉 습포나 비닐봉지에 얼음을 넣어 환부에 대고 식힌다. 약 20분 정도가 적당하다. 그렇게 냉찜질을 하면서 1~2일 동안 붓기가 빠지는지를 체크한다. 붓기가 빠지지 않을 경우에는 정형외과에서 진찰을 받는다.

발목이 삐었다는 것은 관절 부근에 있는 관절포, 인대, 건 등의 일부가 끊어진 상태다. 통증이 심할 때는 골절이나 탈구의 가능성도 있다. 서둘러 병원에 가는 것이 좋다.

진료과 정형외과

급성요통

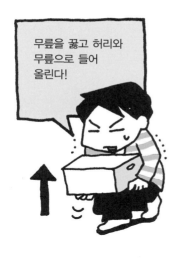

무릎을 꿇고 허리와 무릎으로 들어 올린다!

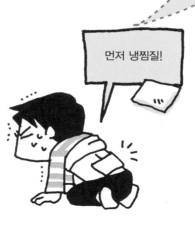

먼저 냉찜질!

근육 손상으로 인한 급성요통은
염증을 억제하기 위해 냉찜질을 한다

급성요통은 근육이나 근막에 염증을 일어난 상태. 염증이 발생한

부위는 염증을 진정시키는 역할을 하는 백혈구가 모여 염증 퇴치에

열을 올리므로 발열이 일어난다. 그러므로 염증을 진정시키기 위해서는 냉 습포 등으로 냉찜질하는 것이 좋다. 특히 처음에는 차갑게 하는 것이 중요하므로 어떠한 경우에도 온찜질은 하지 않도록 한다. 목욕 후에도 바로 냉찜질을 한다.

그 후에는 조용히 통증이 완화되기를 기다린다. 허리를 펴면 통증이 일어나 속옷을 벗는 행동조차 힘든 것이 급성요통의 특징이나, 대개 1주일 정도 지나면 평소와 같은 생활이 가능하다. 또한, 4~5일 지났는데도 통증이 심할 때는 정형외과에서 진찰을 받는다. 치료방법에는 견인요법, 마사지, 온열요법 등이 있다.

많이 걷고 무릎을 굽혔다 폈다 하는 운동으로 근육을 기른다

급성요통은 '마녀의 일격'이라 불리듯, 격렬한 통증으로 움직일 수 없는 경우가 있다. 허리를 앞으로 숙이면 수월하나 펴면 격렬한 통증이 있다.

마녀의 일격을 당하지 않으려면 허리를 반쯤 굽힌 자세로 비틀지 않을 것, 무거운 짐을 들어 올릴 때는 한쪽 무릎을 꿇고 허리와 무릎의 힘을 이용해 들어 올릴 것. 평소에도 많이 걷고, 스쿼트(무릎을 구부렸다 폈다 하는 운동) 등으로 근육을 단련한다.

진료과 정형외과

벌에 쏘였을 때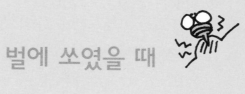

피부에 남아 있는 벌침은 손톱으로 튕겨 제거한다

벌침이 몸에 남아 있을 때 손톱으로 잡아 뽑는 행위는 바람직하지 못하다. 벌침이 피부에 박혀 있을 때는 잡아 뽑지 말고 손톱으로 튕겨 날리는 것이 옳다. 침에는 독낭(독주머니)이 달려 있는데, 손톱으로 집으면 독낭을 누르게 돼 독액이 주입되기 때문이다. 무의식적으로 하기 쉬운 행동이므로 주의하도록 한다.

항히스타민 연고를 바르거나 찬물로 열을 식힌다

벌에 쏘인 부위에 발랐을 경우 효과를 볼 수 있는 것은 항히스타민 연고다. 그리고 암모니아수를 발라 독소의 산성을 중화시킬 수도 있는데, 암모니아가 포함된 오줌을 뿌리는 것은 주변에 아무것도 없을 때 행하는 궁여지책이다. 그러한 궁여지책조차 없을 때는 벌에 쏘인 부위를 찬물로 식힌다. 독 때문에 부어올라 열이 나기 때문이다.

벌에 쏘였을 때 심각한 증상을 경험한 사람은 아나필락시스 쇼크의 위험이 있다

벌에 쏘이는 대부분의 사고는 말벌에 의한 것이다. 벌에 쏘였을 때 심각한 증상을 경험한 사람은 벌 독에 알레르기 반응이 있는 것이므로 재차 쏘일 경우에는 아나필락시스Anaphylaxis 쇼크를 유발할 수 있다. 이때는 혈압이 떨어지고 맥박이 비정상적으로 약해지며 안색이 창백하고 식은땀을 흘리며 의식을 잃는다. 또한, 기관지가 막혀 호흡곤란을 일으키기도 한다. 이와 같은 증상이 나타나면 전문적인 치료가 필요하다.

말벌의 공격을 피하는 방법

말벌의 공격에 처했을 때에는 얼굴을 가리고 조용히 그 장소를 떠난다. 쫓아버릴 심산으로 손을 흔드는 행위는 금물이다. 말벌뿐 아니라 보통 벌일 경우에도 이쪽에서 움직이지 않으면 공격하는 경우가 드물다. 벌에 쏘이는 사고가 빈번하게 발생하는 시기는 7~10월.

외출할 때는 벌을 자극하는 냄새를 풍기는 향수나 헤어제품 등을 바르지 않는다. 벌이 좋아하는 하늘하늘한 꽃무늬 옷도 피한다. 벌이나 나비는 냄새나 색의 파장으로 판단하기 때문에 꽃으로 착각해 접근하게 된다. 일상생활에서 벌이 빨래에 섞여 들어오는 일도 있으니, 빨래를 갤 때는 주의가 필요하다.

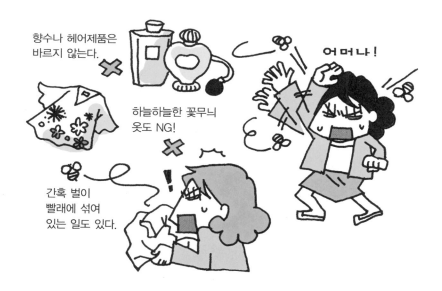

향수나 헤어제품은
바르지 않는다.

하늘하늘한 꽃무늬
옷도 NG!

간혹 벌이
빨래에 섞여
있는 일도 있다.

어머나!

구내염

구내염은 체력저하의 신호,
잦은 염증은 위장기능 저하

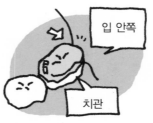

입 안쪽

치관

치관이 점막에 닿아
구내염이 될 수도 있다.

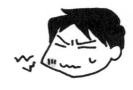

세균, 바이러스, 진균 등으로 입
의 점막, 혀, 잇몸 등에 좁쌀만 한
크기의 희고 작은 궤양성 반점이 생기고, 이
것이 점점 커져 회백색의 막을 이루는 것이
구내염의 특징이다. 아프타성 구내염은 표
면이 벗겨지면서 아프고 침을 흘리며, 입에서 고약한 냄새가 나기도
하고 열이 나거나 턱 밑의 림프선이 붓기도 한다. 짜고 매운 음식을
먹으면 통증이 더 심해지는 카타르성 구내염도 있다.

구내염은 외부로부터의 감염, 비위나 심장에 열이 심한 경우, 과로나 스트레스에 의해 허열이 생긴 경우, 기운이 없고 체력이 약한 경우에 생길 수 있다.

의치나 충치치료 후 치관이 점막에 반복적으로 닿는 자극이 원인이 되어 구내염이 생기는 경우도 있다.

구내염이 만성적으로 나타날 때는 위장질환을 의심해 볼 수 있다. 식후 2~4시간 사이에 명치에 통증을 느끼거나, 공복 혹은 심야에 통증을 느끼는 경우에는 위·십이지장궤양의 가능성도 있다.

구내염과 동시에 눈이나 외음부에 동일한 뽀루지가 나타날 경우에는 교원병의 일종인 베체트병일 가능성도 있다. 구내염을 발단으로 다른 질환을 치료하는 계기가 되는 경우도 있다.

진료과 내과, 소화기과, 치과

구각염

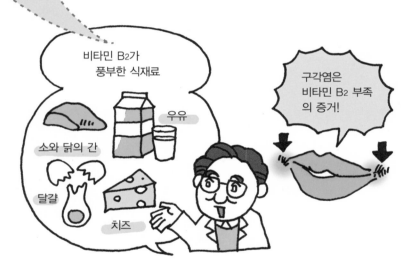

비타민 B2가
풍부한 식재료

우유

소와 닭의 간

달걀

치즈

구각염은
비타민 B2 부족
의 증거!

입술 끝이 갈라지는 것은 비타민 B2의 부족

소와 닭의 간, 우유, 치즈 등으로 개선

입 끝에 불그스름하게 부스럼이 나고 금이 가며 갈라져서 생기는

염증을 구각염이라 한다. 이러한 구각염이 생기는 이유는 비타민 B2

가 부족하다는 신호다. 좌우 양쪽 입 끝에 생기는 경우도 있다.

비타민 B2는 단백질과 지방의 소화·흡수를 돕는 효소(촉진역할)다. 비타민 B2가 많이 들어 있는 음식은 소와 닭의 간, 우유, 달걀, 치즈, 표고버섯 등이 있다. 구각염은 간경화증의 경우에도 발생하기 쉽다. 만성일 경우에는 내과에서 진찰을 받도록 한다.

콜록

기침

기침약이 없을 때는

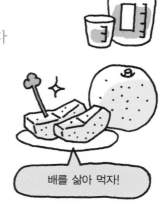

배를 삶아 먹자!

기침과 재채기는 증상을 개선시킨다

외부 자극물질은 대부분 코털에 걸려 호흡기로 들어오지 못하는데, 이를 통과한 미세 자극물질을 점액으로 둘러싸 기도 벽에 위치한 미세한 섬모의 운동에 의해 밖으로 내보내는 현상이 재채기이다.

감기에 걸렸을 때도 기도에 있는 가래를 밖으로 내보내기 위해 기침을 한다. 재채기에는 가래가 섞여 있지 않다. 기침은 목에 염증과 이물질이 있다는 경계신호다. 얼굴의 좌우에 있는 세 개의 신경(3차신경)과, 귀·혀·목 등을 담당하고 있는 미주신경이 자극을 받아 일어난다.

목에 생긴 이상을 제거하려는 호흡의 특별한 형태이므로 재채기나 기침은 참지 않는 것이 좋다. 단, 너무 심할 때는 약을 복용해 제거하는 것이 좋다.

기침을 제거하는 약이 없을 시에는 배를 삶아 먹는다.

기침이 2주일 이상이나 지속되고 미열이 있다거나 오후 시간마다 기침을 하고, 식은땀을 흘리며 몸이 나른하고 체중도 줄었을 때는 폐결핵의 가능성이 있다. 기침할 때마다 폐에 통증이 있고, 심호흡을 할 때 가슴의 통증이 느껴지면 늑막에 염증이 생겼을 가능성이 있다.

의심되는 질환 폐결핵, 늑막염, 폐렴

진료과 내과, 호흡기과

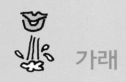

가래

보송보송한 가래는 걱정할 필요 없다

감기에 걸렸을 때 기침과 뱉어져 나온 가래는 물기가 없이 보송보송하다. 완쾌될 즈음에 자주 나오므로 걱정할 필요가 없다.

가래는 이물질을 강제적으로 뱉어내는 방어반응의 일종이므로 참는 것은 몸에 좋지 않다.

가래는 외관상 물 같은 것, 끈끈한 것, 고름 형태인 것, 혈액이 섞인 것 등으로 나눌 수 있다. 폐수종과 같이 폐에 울혈이 생긴 경우에는 연한 누런 색의 물거품 같은 가래(장액담漿液痰)가 많이 나오고, 기관지염·폐결핵·폐렴의 초기에는 무색투명하고 냄새가 없이 끈적끈적한 가래(점액담粘液痰)가 많이 나온다. 기관지 확장증·폐농양·폐괴

저 등에서는 고름 형태의 가래가 나온다. 붉은색의 가래는 급성기관지염 등 기관지의 상처로 출혈이 있을 경우다. 기침을 동반하지 않는 가래가 3개월 이상 지속될 때는 만성기관지염을 의심해 볼 수 있다.

의심되는 질환 만성후두염, 만성축농증, 급성기관지염, 만성기관지염

진찰과 내과, 호흡기과

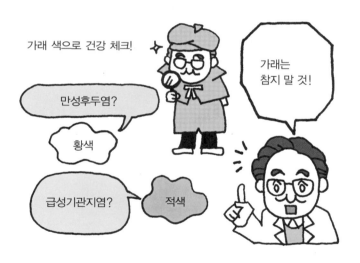

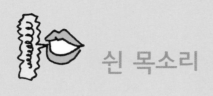

쉰 목소리

감기에 걸리면 목소리가 쉰다

'목이 공격을 당한' 상태다. 열이 나고 콧물이 멈추지 않으며 목이 따끔거리는 등의 증상을 동반하지만 감기가 완쾌됨과 동시에 원래 목소리를 되찾는다.

목소리는 목의 후두에 있는 좌우 두 장의 성대 틈(성문)을 공기가 빠져나가면서 성대가 진동해 생성된다. 후두부와 성대에 염증이나 종양이 생기면 소리가 통과하는 데 방해를 받아 쉰 목소리가 난다.

거칠고 쉰 목소리가 지속될 때는 후두부 암일 가능성도 있다. 처음에 목소리가 갈라지는 것을 시작으로 결국에는 쉰 목소리가 난다. 담배는 이런 질환을 일으키는 것으로, 몸에 해로울 뿐이다.

의심되는 질환 후두암

진료과 이비인후과

노래방에서 목소리가 갈라지는 것은 성대 피로

노래방에서 열창한 후에 목소리가 갈라지는 것은 성대가 피곤하다는 증거다. 노래를 잠시 동안 부르지 않고 쉬면 회복된다. 목소리가 갈라지는 원인은 성대에 봉기나 결절(작은 혹)이 생긴 탓이다. 손에 생기는 굳은살처럼 무리하게 사용한 성대에 생긴 굳은살이라고 할 수 있겠다. 성대 폴립Polyp을 적출할 필요가 있을 때에는 내시경을 이용해 시술한다.

의심되는 질환 성대폴립, 성대결절

진료과 이비인후과

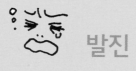 **발진**

발진의 원인은 다양하다

증상이 보이면 자극적인 것은 먹지 않는다

　발진이란 피부 일부의 색이 변하거나 부풀어 오르는 등 피부에 병변이 일어나는 것을 말한다. 내장질환의 일종으로 증상이 나타나거나, 화장품이나 약품에 의한 자극, 음식물과 약물에 의한 중독의 경우 등이 있다.

　발진의 원인이 되는 질환이 있는데, 발진의 형태를 시진이나 촉진을 통해 대략 예측할 수 있다. (옆 페이지 표 참조)

　발진이 일어나면 피부과에 가기 전, 다음 사항을 체크해 두자.

　① 전신 발진인가, 부분 발진인가

② 가려움, 발열, 코피, 혈뇨가 있는가

③ 섭취한 음식물, 사용한 약, 타박상의 유무

발진에는 가려움이 동반되는 경우가 많은데 가능한 한 긁지 않도록 하고, 자극이 강한 식품이나 매운 향신료는 피한다. 또한, 피부에 달라붙은 세균이나 땀, 수포가 터진 분비물 등에 의해 염증이 악화될 수 있으므로 피부를 청결하게 유지하는 것도 중요하다.

진료과 피부과

	형태	증상	원인이 되는 병
반점		피부 표면과 같은 높이로 나타난다	전염성홍반, 두드러기, 교원병, 개선(옴), 가와사키병(kawasaki disease), 울혈성피부염 등
팽진		피부 표면보다 약간 높게 부풀어 오른 상태가 관찰된다. 진물이 있고 가렵다.	두드러기 등 마진, 풍진, 교원병, 용연균 감염
구진		바늘머리에서 완두콩 정도의 크기로 1cm 이하로 부풀어 오른다.	감염증 등
수포		피부 표면이 부풀어 올라 진물이 있는 상태. 부풀어 오르지 않는 경우도 있다.	헤르페스, 대상포진, 건선 등
농포		피부 속에 고름이 고이거나 부풀어 오른다.	천포창 등
결절		직경 1cm 이상으로 피부에 봉기가 있고 동글동글한 응어리가 있다.	교원병, 임파종, 결절성홍반 등

현기증

천장이 빙빙 도는 회전감回轉感이 판단근거

현기증에는 몇 가지의 종류가 있다. 천장이나 주변이 빙빙 도는 것처럼 느끼는 회전성 현기증이 있고, 갑자기 일어날 때 일시적으로 뇌에 공급되는 혈액이 결여되어 눈앞이 캄캄해지는 느낌이 드는 기립현기증이 있으며, 몸이 붕 떠 있는 듯한 어지럼증도 있다.

현기증을 자각했을 때, 회전감이 없는 어지럼증이면 그다지 염려할 필요는 없다. 과로나 숙취, 감기에 걸렸을 때 일어나는 현상이다.

한편, 천장이 빙빙 도는 '회전성 현기증'을 자주 느끼게 된다면 몸의 평형을 유지하는 귀의 달팽이관에 이상이 있거나, 뇌 질환(뇌신경 장애, 뇌졸중)을 의심할 수 있다.

메니에르증후군이란?

느닷없이 빙글빙글 도는 어지럼증이 반복적으로 발생하고, 한쪽 귀에만 이명이 있으며, 난청이나 귀가 막힌 느낌을 동반하고, 구토증세가 있다면 '메니에르증후군'을 의심해야 한다. 눈을 감아도 천장이 빙빙 도는 상태가 지속되며 귀에 통증이 있다면 그러한 가능성이 높다. 약을 복용하면 현기증 발작을 진정시킬 수 있으나, 스트레스를 피하고 규칙적인 생활을 실천하는 것도 메니에르증후군을 예방하는데 도움이 된다.

또한 메니에르증후군과 자주 혼동되는 것에 '돌발성난청'이 있다. 사전에 예고도 없이 귀가 들리지 않는 증상인데, 발생 전후에 현기증을 동반하는 경우가 많아 메니에르증후군과 착각하게 된다.

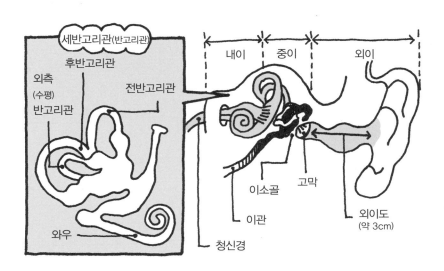

심각한 병의 전조일 수도 있다

진정이 된 후에도 방치하지 말고 진찰을 받도록 한다.

현기증이 일어나면 우선 앉아서 눈을 감고 휴식을 취한다. 모로 누울 경우에는 머리의 위치를 조금 낮게 하는 것이 좋다. 그러나 빙빙 도는 현기증일 경우에는 심각한 병의 원인이 되는 경우가 많으므로 진정되면 반드시 이비인후과나 신경내과에서 진찰받도록 한다. 현기증과 함께 수족마비나 저림, 혀가 잘 돌지 않는 등의 증상이 나타나는 증상은 뇌졸중의 전조일 수도 있다. 증상은 보통 24시간 이내에 진정되지만 결코 방치해서는 안 된다.

의심되는 질환 메니에르증후군, 내이염, 뇌신경질환,
자율신경실조증, 저혈압증

진료과 이비인후과, 내과, 신경내과

숨이 참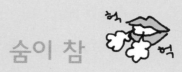

계단을 오르거나 빨리 걸을 때 숨이 차면 주의해야 한다

계단을 오르거나 빨리 걸을 때 숨이 차는 것은 평소에 운동을 하지 않아서일 뿐이라고 방심해서는 안 되며, 이 정도의 운동 양으로 숨이 찬다는 것은 매우 염려스러운 일이다. 이러한 징후는 폐기종과 같은 폐에 이상을 알리는 신호다. 치료를 하지 않고 방치하면 평소 안정된 상태에서도 숨을 헐떡이게 된다. 누운 자세에서 호흡이 곤란하고, 일어나 앉지 않으면 호흡이 불가능한 상태(기좌호흡)가 되기도 한다.

의심되는 질환 폐기종, 심부전, 흉수

진료과 내과, 호흡기내과

179

느닷없이 호흡곤란이 일어나는 이코노미클래스증후군

비행기나 열차로 긴 시간을 여행하거나 또는 작업의 이유로 같은 자세를 장시간 유지하면 다리의 혈액순환이 나빠지며 혈액의 응고(혈전)가 생기기 쉽다. 그런 상태에서 몸을 일으켰을 때, 다리에 생긴 혈전이 떨어져나가 혈액을 타고 운반되는데 이때 폐나 뇌의 모세혈관을 막아버리게 된다. 그 결과로 혈액의 흐름이 끊겨 급성 호흡곤란에 빠진다. 이것이 이코노미클래스증후군이다.

예방을 위해서는 수분을 충분히 공급하고 적당한 운동(다리를 덜덜 떠는 운동)을 한다. 정좌로 오래 앉아 있지 말고 가끔 자리에서 일어나 걷거나 다리를 구부렸다 폈다 하는 운동을 하면 예방에 도움이 된다.

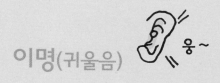

이명(귀울음)

스트레스, 불면, 어깨 결림이 원인이 되어 일어난다

이명은 노인들에게만 일어나는 증상이라 여기는 것은 잘못된 상식이다. 스트레스, 불면, 어깨 결림 등의 원인으로 젊은이들에게도 발생하는 증상이다.

휴식과 수면을 충분히 취하고 스트레스 해소에 주의를 기울이면 좋아질 수 있다. 비타민제, 신경안정제, 항우울제 등을 이용하면 증상이 호전된다.

소리의 차이로 이상이 있는 부위를 알 수 있다

소리의 차이로 이상이 있는 부위를 알 수 있는데, '끼익'하는 고음이 울리는 이명은 감음기(내이, 청각중추)에 장애나 난청이 발생했을 경우다. '쏴아' 하는 저음이 들리는 이명은 전음기(외이, 중이)의 장애나 난청일 때 발생한다. 이명이 계속 지속되거나 증상이 점점 심해질 때는 귀에 종양이 생겼을 가능성도 있다.

진료과 이비인후과

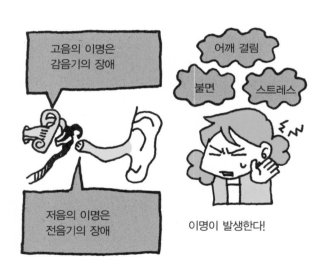

고음의 이명은 감음기의 장애

저음의 이명은 전음기의 장애

어깨 결림

불면   스트레스

이명이 발생한다!

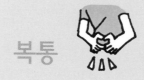

복통

섣불리 자가진단하지 않는다

복통이 있을 때는 무릎 아래에 방석을 반으로 접어 끼우고 무릎을 세운 자세로 눕는다. 복부의 긴장감이 해소되어 통증이 완화된다. 허리띠도 느슨하게 풀어주면 편안하다. 복통이 있을 때 수분이나 음식물을 섭취하면 복통이 증가된다. 음식물이나 수분 공급은 복통이 진정될 때까지 참는 것이 좋다.

통증 부위와 성질로 아픈 곳이 어디인지 대략적인 예측이 가능하다. 공복일 때 명치에 통증이 있는 것은 십이지궤양이나 위궤양일 가능성이 있다. 식후 바로 명치가 아플 때는 담석을 의심할 수 있다. 상복부에서 느껴지던 통증이 시간의 경과에 따라 점점 오른쪽 하부로 이동하는 것은 '충수염(맹장염)'일 가능성이 있다. 급작스런 복통이 일어나 시간이 경과됨에 따라 통증이 증가한다면 장폐색일 가능성이 있다. 배의 옆구리에 급성 통증이 발생했을 때는 허혈성대장염을 의심해 봐야 할 것이다. 허혈성대장염은 대장에 산소와 영양분을 공급하는 혈관이 막히는(경색하는) 증상으로 대장의 심근경색이라 불린다.

소화기의 병 외에서도 복통은 발생한다

복통은 소화기 계의 질환만으로 발생하는 것이 아니라 다른 질병의 원인으로 발생하는 경우도 있다. 요도결석에 의한 복통이 그 한 예다. 요도결석은 통풍을 일으키는 원인이 되는 요산치가 높으면 발병하기 쉽다. 또한, 결석이 생기는 부위에 따라 허리나 등에 통증이 있을 수도 있다.

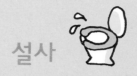

설사

장 스스로 장을 청소하기 위한 설사도 있다

상한 음식을 먹은 기억이 없는데 설사를 하는 경우가 종종 있다. 장의 상태를 정리하기 위해 장 스스로 장 청소를 실시하는 경우이다. 설사라는 '자연세정'을 하는 것이다. 우유를 마시면 설사를 하는 유당불내증乳糖不耐症과 같은 경우에는 원인이 분명하다. 이처럼 원인이 분명한 설사는, 설사를 하는 것 외에는 별 다른 증상 없이 보통 하루에서 이틀 후면 정상적인 생활이 가능하다.

설사를 하면 체내의 수분을 잃게 된다. 탈수증이 일어나지 않도록 수분공급과 함께 나트륨(젓갈류, 스포츠음료 등)의 공급에도 만전을 기한다.

설사를 할 때에는 배를 따뜻하게 하면 한결 나아지는데, 급성장염과 같은 염증이 원인이 되어 발병하는 경우도 있으니 섣불리 자가진단하지 말고 상태를 관찰하도록 한다.

횟수가 잦고 찌르는 듯한 통증을 동반하는 위험한 설사

갑자기 설사를 했는데, 반복적이고 지속적이며 횟수가 매우 잦고 찌르는 듯한 통증을 동반하는 설사는 위험하다. 더욱이 혈액과 점액이 섞여 있으며 악취가 나고 발열과 구토를 동반할 때도 위험하다. 이때에는 내과나 소화기과의 진찰을 서두른다. 상태가 심각할 때는 구급차를 부른다.

설사와 함께 발열과 통증이 있는 것은 세균이나 바이러스에 의한 감염이 원인으로 나타나는 설사다. 보통은 2~3일 지나면 회복된다. 통증이 격렬하고 열이 38도 이상 오를 경우에는 서둘러 병원을 방문해야 한다. 장관출혈성대장균(EHEC)에 의한 감염일 때에는 신장이 공격을 받을 수도 있기 때문에 방치해서는 안 된다.

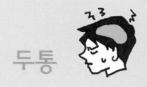

두통

이마를 차게 하는 것보다,
혈액의 흐름을 개선해야 호전되는 두통도 있다.

　급성 두통, 습관성 두통, 만성 두통은 진찰을 받아야 한다.

　두통은 이마를 차갑게 찜질하면 완화되기도 하나, 냉찜질만이 능사라고는 할 수 없다. 증상에 따라 적절히 대응하는 것이 현명하다. 목이나 어깨결림, 스트레스가 원인이 되어 발생하는 긴장성 두통은 어깨나 목을 주물러 근육을 풀어주면 혈액의 흐름이 호전되어 통증이완화된다. 이와 같은 두통은 건강한 사람들에게서도 흔히 발생한다.

위험한 두통과 그렇지 않은 두통

대부분의 두통은 두개골 외측에서 발생하는 것으로 뇌 질환과는 관계가 없지만, 개중에는 뇌질환과 관련되어 생명을 위협하는 것도 있으므로 간과해서는 안 될 것이다.

어느 날 갑자기 방망이로 두들겨맞은 듯한 격렬한 두통이 느껴진다면 지주막하출혈의 가능성이 있다. 격렬한 통증과 함께 구토, 울렁증, 고열, 의식저하가 나타날 경우에는 수막염이나 뇌염을 의심할 수 있다. 수막염인지 뇌염인지를 구분하는 방법은 간단하다. 고개를 젖히거나 머리를 뒤로 돌릴 수 있으면 수막염이 아니다.

그 밖에 두통이 며칠 동안 끊이지 않고 지속되며 점점 심해질 경우에는 뇌종양이나 만성경막하혈종의 가능성이 있어 대단히 위험하다.

좌우 한쪽에 발작적으로 일어나며 혈관 박동과 함께 발생하는 두통은 편두통을 의심해야 한다. 이것은 생명을 위협하는 병의 전조는 아니다. 어느 쪽이든 적절한 약 처방이 필요하므로 내과, 신경과에서 진찰을 받도록 하자.

흉통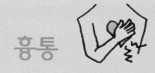

가슴에 격렬한 통증을 일으키는 것은
심근경색, 협심증만이 아니다

'가슴에 격렬한 통증' 하면 심근경색, 협심증을 연상하는데 그 외의 원인으로도 발생할 수 있다. 격렬한 통증이 한쪽 가슴에서 일어나며 숨이 차는 것과 동시에 호흡이 곤란할 때는 자연기흉을 의심할 수 있다. 자연기흉이 왼쪽 가슴에서 발생하면 심근경색과 증상이 비슷해 착각하기 쉽다. 자연기흉은 젊은 남성에게 흔히 나타나는 질병으로 폐를 감싸는 두 겹의 막과 막 사이(흉막강)에 공기가 들어가 압력의 차이가 생겨 폐가 찌그러지는 것이다. 호흡곤란 증상이 특징이다.

이코노미클래스증후군도 심근경색과 비슷한 통증이 갑자기 일어나면서 호흡곤란을 동반한다. 단, 가슴의 통증만으로 병명을 진단할 수는 없으므로 내과에서 정확한 진찰을 받는 것이 바람직하다. 상태에 따라 구급차를 부른다.

심근경색의 증상은 가슴의 통증만이 아니다

심근경색은 가슴의 통증에 국한된 것이라고 착각하지 말아야 한다. 왼손, 턱, 치아 등의 통증(방사통)도 발생한다. 치아에 통증이 있어 충치일 것이라 예상했는데 심근경색이었다는 경우도 있다. 또 통증 없이 가슴의 압박을 느낀다고 호소하는 경우도 있다.

심근경색, 협심증의 가슴 통증은 목의 중앙, 정확히 넥타이를 매는 부근에서 갑자기 일어나는 것이 전형적인 증상이다. 식은땀을 흘리고 평소와 다른 느낌이 들면 구급차를 부른다. 협심증도 같은 위치에서 통증이 일어나는데 시간이 흐르면 통증은 사라진다.

발열

미열이라면

휴식과 수분보충

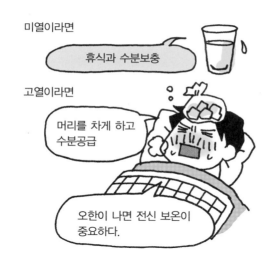

고열이라면

머리를 차게 하고
수분공급

오한이 나면 전신 보온이
중요하다.

미열은 37도 대, 고열은 39도 이상의 열이 있는 상태

미열일 때는 휴식에 신경을 쓰고 수분을 충분히 섭취하도록 한다.

고열이란 39도 이상의 열이 있는 상태로, 복막염이 발생하면 41도
까지 상승하는 경우도 있다. 고열일 때는 안정을 취하고 물수건 등으

로 머리를 식힌다. 수분보충과 함께 땀을 흘린 속옷은 자주 갈아입도록 한다. 고열로 오한이나 떨림의 증상이 있을 때는 모포를 덮는 등 전신의 보온에 만전을 기한다. 그래도 계속 열이 오르는 경우에는 즉시 병원으로 달려간다.

세균과 바이러스, 암세포는 열에 약하다. 따라서 몸이 바이러스나 세균, 암세포와 같은 내부 반란분자에 대항해 싸우고 있을 때 체온이 오른다. 감기나 인플루엔자로 열이 오르는 것은 강한 바이러스에 대항해 신체가 본격적인 싸움에 들어가기 위한 태세를 갖추었다는 신호다. 폐렴, 신우신염 등 몸 안에 화농이 있을 때도 고열이 난다.

진료과 내과, 호흡기과

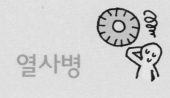

열사병

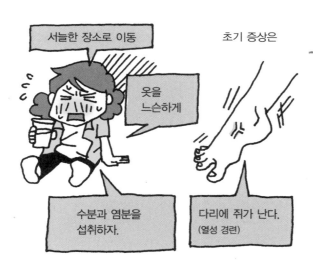

서늘한 장소로 이동

옷을 느슨하게

수분과 염분을 섭취하자.

초기 증상은

다리에 쥐가 난다.
(열성 경련)

수분섭취와 함께 염분 보충도 중요하다

열사병은 고온다습한 환경에 장시간 노출되거나, 뙤약볕에서 운동했을 경우에 일어나기 쉽다. 소위 말하는 일사병도 이것의 일종이다. 열사병에는 열실신, 열경련, 열탈진 등이 있다.

뇌의 시상하부에서 체온조절 기능을 담당하나, 고온의 환경에서는 조절이 어려워져 체온이 상승한다. 몸은 체온을 내리기 위해 대량의 땀을 흘리기 때문에 탈수증상을 일으키게 된다. 그늘속으로 몸을 피해도 일어나는 경우가 있으니 방심은 금물이다.

열사병은 탈수상태이므로 수분만 잘 섭취하면 충분할 것이라고 판단하기 쉬운데, 땀과 함께 소모되는 염분을 섭취하는 것도 필요하다.

우선 서늘한 장소로 이동한 다음 옷을 느슨하게 푼다. 염분 섭취는 약간의 소금을 먹거나 식염수(0.1%)를 마신다. 시판되는 이온음료(나트륨이 포함된 것)도 좋다. 회복의 조짐이 보이지 않을 경우에는 구급차를 부른다.

눈의 이상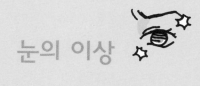

**눈앞에 거미줄이나 모기가 날아다니는 것 같은
비문증은 흰색 종이로 자가진단할 수 있다**

맑게 갠 푸른 하늘을 올려다보면 조그맣고 희미한 물체가 눈앞을 날아다는 것처럼 보일 때가 있다. 이것은 생리적인 현상이니 안심해도 된다. 이것에 비해, 눈앞에 거미줄이나 모기가 날아다니는 것처럼 보이는 경우가 있는데, 이것을 비문증이라 한다. 이상이 느껴지면 흰색 벽이나 흰색 종이를 보면서 시선을 좌우로 움직여 본다. 이때 모기나 거미줄도 따라 움직인다면 비문증이다. 상태가 개선되지 않거나 점점 거미줄이 커질 때는 안과에서 진찰을 받아야 한다.

모기가 날아다니는 것처럼 보이는 것은 눈의 수정체(카메라렌즈에 해당) 후방에 위치하는 유리체(둥근 형태를 한 투명한 젤리 모양의 조직)에 주름이 생겼기 때문이다. 주름은 망막(유리체를 감싸는 막, 카메라의 필름에 해당)의 이상(출혈 등)에 의한 것이다. 방치해 두면 망막박리를 일으킬 수 있다. 망막박리는 망막이 벗겨져 유리체 안에 떠 있는 상태다. 시력저하나 실명의 원인이 된다.

눈을 감아도 빛을 느낄 때는 망막이상과 편두통의 신호

눈을 감고 있는데도 번쩍이는 빛을 느끼는 것은 망막의 이상을 알리는 신호다. 유리체의 변화로 인해 망막이 자극을 받아 일어나는 광시증이라 불리는 증상이다. 또한 번쩍이는 빛을 느낀 후에 좌우 한쪽

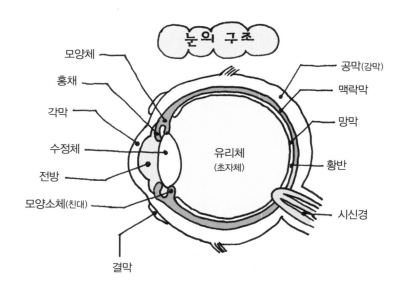

(양쪽에 일어날 경우도 있다)에 두통이 일어나는 것은 편두통의 전조증상이다. 번쩍이는 빛은 섬휘암점閃輝暗点이라 불린다.

잘 안 보이고 비뚤어지게 보이는 것은
영양부족이 원인인 경우도 있다

망막 중에서도 사물을 보는 데 중요한 역할을 하는 것이 황반부인데, 이곳에 이상이 생기면 시야의 중심이 잘 안 보이고 비뚤어 보이는 등 시력저하 증상을 초래한다. 영양부족으로 시세포가 쇠약해진 것이 원인이다. 나이가 들면서 일어나기 쉬운 증상이다.

눈을 건강하게 유지하기 위해서는 비타민A(간, 난황, 장어 등에 많다)를 빼먹지 않고 섭취한다. 또한 눈을 자극하는 자외선 차단을 위해 선글라스의 착용을 권한다.

처음에는 조금 어두운 곳이 잘 보이지 않고, 점차적으로 시야 주변에서 중심으로 보이지 않으며, 보이지 않는 부위가 넓어질 때는 망막색소변성증이나 포도막염을 의심해야 한다. 이 경우에는 망막에 있는 시신경 세포가 손상당한 것이 원인이다. 두 경우 모두 안과 진찰을 받아야 한다.

눈의 통증

갑작스런 눈의 통증은 녹내장일 가능성이 있다

갑자기 눈에 격렬한 통증이 일어나며 두통과 구토를 동반한다. 이런 경우, 뇌출혈이 아닐까? 혹시 뇌경색이라면? 하고 당황하게 된다. 이럴 때는 녹내장일 가능성도 있다. 녹내장이라는 명칭은 동공(눈동자, 카메라의 조리개에 해당)이 열려 녹색으로 보이는 것에서 유래했다.

눈의 피로가 원인일 것이라는 안이한 생각을 가질 것이 아니라, 안과에 가서 응급치료를 받아야 한다.

중년 이후에는 안압의 검사도 필수

안구는 공 모양으로 가능한 일정한 경도硬度를 유지하고 있다. 일정한 경도를 유지하는 압력을 안압이라 한다. 평균 14~15mg이다. 안압은 안구에 흐르는 액체인 방수房水의 분비와 순환에 의해 일정한 균형이 유지된다. 방수 배출에 지장이 생겼을 시에는 방수가 고여 안압이 높아진다. 안압이 높은 상태가 지속되면 시신경이 다쳐 실명하게 된다. 안압에는 개인차가 있으며, 안압이 정상인 상태에서도 녹내장을 일으키는 경우가 있으므로 중년이 지나면 안과에서 눈에 대한 검사를 받아야 한다.

진료과 안과

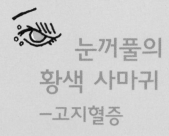

눈꺼풀의
황색 사마귀
-고지혈증

$$\text{BMI} = \frac{\text{체중(kg)}}{\text{신장(m)} \times \text{신장(m)}}$$

예를 들어, 신장 170cm, 체중 68kg인 사람의 BMI는 68÷(1.7×1.7)로 23.53이 된다.

건강
체중 $= \text{신장(m)} \times \text{신장(m)} \times 22$

예를 들어, 신장170cm인 사람의 건강 체중은 1.7×1.7×22로 63.58이 된다.

고지혈증의 신호로, 비만해소가 우선

눈꺼풀 눈머리 부근에 황색의 사마귀 비슷한 돌기가 올라올 때가 있다. 황색종이라 불리는 것으로 고지혈증을 알리는 신호다.

고지혈증은 혈액 중에 지방(콜레스테롤과 중성지방, 트리글리세라이드)이

증가한 상태로 동맥경화를 촉진한다. 고지혈증 개선의 첫걸음은 비만을 해소하는 것.

건강한 몸을 목표로 한 달에 2~3kg씩 감량한다

비만도의 지표는 BMI(Body Mass Index)가 자주 쓰인다. 비만의 판정기준(표 참조)에서 18.5 이상 25 미만이 정상으로 인정된다. BMI가 22 전후인 사람이 가장 병에 걸리지 않는다고 알려져 있다.

또한, 최근에는 복부(배꼽주변) 비만이 비만의 지표로 각광을 받고 있다. 체지방에는 피부 아래에 쌓이는 피하지방과 내장 주변에 축적되는 내장지방의 두 종류가 있는데, 복부의 둘레가 남성은 85cm 이상, 여성은 90cm 이상이면 내장지방 과다로 위험하다.

지방이 많은 음식과 염분의 섭취를 줄이고 채소와 칼슘이 많은 생선 등을 늘린다. 야식, 간식을 줄이고 빨리 먹는 습관을 개선하며 자주 몸을 움직이도록 한다. 한 달에 2~3kg 페이스로 체중을 감량해 가는 것이 좋다.

BMI로 측정한 성인 비만도 판정기준

BMI(비만학회 기준)	
18.5 미만	저체중
18.5~25 미만	정상체중
25~30 미만	비만 1도
30~35 미만	비만 2도
35~40 미만	비만 3도
40 이상	비만 4도

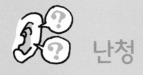

난청

소리가 작게 들리는 난청과
소리는 들리지만 말을 이해하지 못하는 난청

　소리가 들리기는 하지만 잘 듣지 못하는 것을 난청이라고 한다. 난청의 원인은 귀의 어느 부위인지에 따라 두 종류로 나뉜다. 말을 걸었을 때 소리가 아주 작게 들리는 사람은 외이와 중이에 원인이 있는 전음난청이고, 소리는 들리나 무엇을 말하는지 청취가 난해한 사람은 내이에 원인이 있는 감음난청이다.

　소리를 공기진동으로 전달하는 것이 외이와 중이의 역할이고, 전달받은 진동을 전기적인 신호로 전환해 뇌에 전달하는 것이 내이의 역할이다.

나이가 듦에 따라 고음이 점점 들리지 않게 되었다?

난청은 귀에서 오는 질환이므로 동맥경화와는 관계가 없을 것으로 생각할 수 있으나, 특히 고음을 제대로 청취하지 못하는 감음난청은 동맥경화와 밀접한 관계가 있다. 연령이 높아짐에 따라 귀가 잘 안 들릴 경우, 그 대부분이 감음난청으로, 고음을 청취하는 데 어려움을 느낀다. 이것은 노화나 귀 기관에 산소와 영양을 운반하는 혈관의 동맥경화가 원인이다.

감음난청은 전음난청에 비해 치료가 어렵다. 보청기도 감음난청에는 도움이 되지 않는 경우가 많다. 노화나 동맥경화가 원인인 감음난청은 치료를 받아도 정상적인 회복이 불가능한 경우가 많다. 나중에 후회하지 않도록 동맥경화를 예방하는 것이 중요하다. 또한, 동맥경

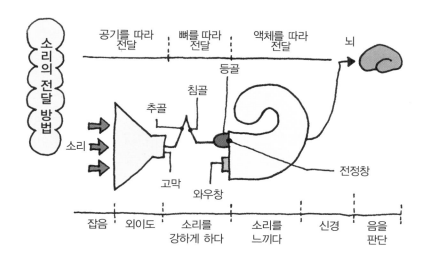

화를 촉진하는 생활습관에서 오는 질병(당뇨병, 고혈압, 고지혈 등)의 조
절에도 주의를 기울어야 한다.

돌발성 난청, 헤드폰 난청은
스트레스나 청각의 피로에서 발생한다

  어느 날 갑자기 한쪽 귀가 들리지 않는 것은 돌발성 난청. 스트레
스나 과로가 원인인 경우가 많다. 또한, 볼륨을 크게 높인 채 헤드폰
으로 음악을 들으면 귀가 들리지 않게 된다. 이러한 증상을 '헤드폰
난청'이라 한다. 음악을 들을 때 귀 건강을 위해서 음량조절에 특별
히 유의하자.

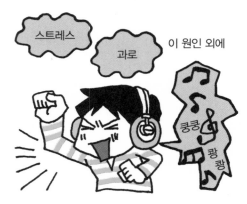

헤드폰으로 크게 듣는 것도 NG!

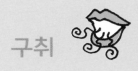

구취

당뇨병이나 비염으로 인해 구취가 나는 경우도 있다

몸을 구성하는 단백질은 아미노산으로 되어 있다. 당뇨병에 걸리면 아미노산을 충분히 활용하지 못해 남아돌게 된다. 그것으로 인해 독특한 구취 즉 아세톤 냄새를 풍기게 된다. 아세톤 냄새가 자각될 때는 내과, 소화기과, 당뇨병 전문의를 찾아간다.

구취가 코 질환(만성축농증)이나 목 질환(편도염)에 의해 발생되는 경우도 있다. 만성축농증은 코가 막히고 콧물이 목으로 넘어가는 등의 증상을 동반한다. 편도염은 음식을 삼킬 때 통증이 있다. 이러한 증상이 나타나면 두 가지 질환을 의심해야 한다.

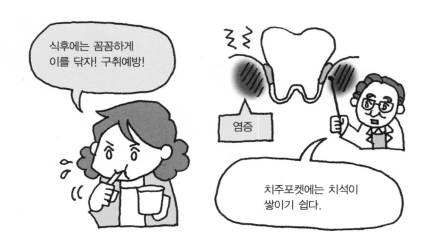

음식물을 섭취한 후에는 반드시 이를 닦는 습관을 들인다

구취의 원인으로 가장 많은 것이 치주염이다.

이와 잇몸 사이(치주포켓)에는 치석이 쌓이기 쉽다. 그곳에 세균이 침입하면 잇몸에 염증(치주염)이 생긴다. 염증이 생기면 짙은 핑크빛을 띠던 잇몸이 검붉은색으로 변한다. 양치질을 하면 잇몸에서 피가 나는데, 이때 치료를 소홀히 하면 이가 빠지는 원인이 된다.

치주염을 예방하기 위해서는 음식을 먹은 후에 반드시 양치질을 할 것. 양치질할 수 없는 상황이라면 추잉검(무설탕)을 씹으면 좋다. 또한 의치 관리도 게을리해서는 안 된다. 증상이 나빠졌을 때는 치과에서 진찰을 받는다.

본래 입은 위나 장과 같은 소화기관의 하나다. 위염과 위장질환의 원인으로 구취를 초래하는 경우를 고려하는 것이 좋다.

구취가 없는데도 괴로워하는 환취증은 마음의 병

구취에 대한 고민을 호소하는 환자들 중에는, 구취의 정도를 측정하는 가스크로매트그래프를 이용해 검사해 보면 그렇게 대단히 심각한 증상이 아닌 경우도 있다. 구취가 나지 않는데도 괴로워하는 증상을 환취증이라 한다. 이것은 무취가 미덕인 오늘날의 풍조로 인하여 극도로 냄새에 예민해져 노이로제에 걸리는 마음의 병이다. 계속 이러한 증상이 있으면 치과, 신경정신과에서 진찰을 받아보는 것이 좋다.

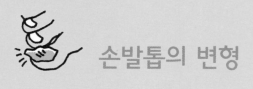

손발톱의 변형

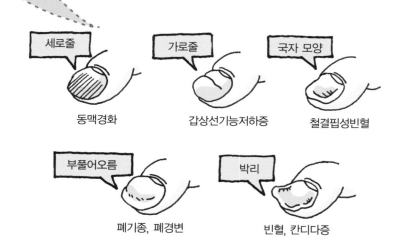

세로줄
동맥경화

가로줄
갑상선기능저하증

국자 모양
철결핍성빈혈

부풀어오름
폐기종, 폐경변

박리
빈혈, 칸디다증

손발톱의 변형·변색은 건강 상태를 알리는 바로미터

손발톱은 피부의 각질층이나 모발과 같은 성분으로 이루어져 있다. 건강한 사람의 손발톱은 엷은 핑크빛을 띠고 표면이 반질거리며 윤기가 있는데, 손톱 자체가 병이 난 게 아니라 내장질환이나 대사이상 등으로 인해 손톱의 색이나 형태에 변화가 생긴 것이다.

색의 변화 중에서 많은 것이 백색 손톱으로 백선균(손톱무좀)이나 칸디다에 의한 진균증이다. 손톱 백선에 걸리면 손톱이 하얗게 탁해지며 두꺼워지고 표면이 울퉁불퉁해져서 빠지기 쉽다. 또한, 빈혈이나 당뇨병, 매니큐어나 광택제 등의 자극으로 허옇게 변하는 경우도 있으니 주의할 것.

또한, 임파유종에 걸리면 황색으로 변하고, 녹황색이나 검은색으로 변하면 다른 심각한 질병일 수도 있으니 피부과나 내과를 찾아 진단을 받도록 한다.

손톱에 줄이 나는 것은 세로보다 가로가 위험하다

변형에도 질병의 정보가 숨겨져 있다.

손톱에 세로 줄이 생기는 것은 동맥경화가 진행되고 있다는 증거. 동맥경화는 나이가 듦에 따라 일반적으로 진행되는 것이므로 세로로 난 도랑이 눈에 띄게 늘어난다. 말초 혈액순환의 악화가 원인으로 그렇게 심각한 상황은 아니다.

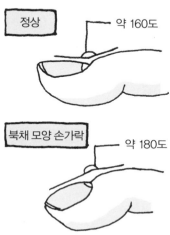

정상　약 160도

북채 모양 손가락　약 180도

반면, 가로로 도랑이 생기거나 움푹 파이는 것은 위험신호다. 갑상선기능저하, 네프로제, 편평태선을 의심해야 한다. 고열이나 요독증, 원형탈모증 등의 질환이 있을 시에도 나타나기 쉽다.

손톱이 국자모양으로 변형되는 것은 철결핍성빈혈, 레이노병 등을 의심한다.

손톱이 부풀어오르는 증상은 폐기종, 폐선유증, 선천성 심장병, 간경화 등을 의심한다.

손톱이 쉽게 벗겨질 때는 철결핍성빈혈, 심상성건선, 칸디다증, 바제도병 등을 의심할 수 있다.

또한, 자극이 강한 세제 등을 계속해서 사용하면 손톱이 벗겨질 수 있으므로 주의해야 한다.

진료과 내과, 피부과

부종

부종은 발목, 발등, 눈 주위, 눈꺼풀 등의 부위에 발생한다

부종은 혈관에서 수분(혈액의 액체성분)이 새어나와 주변조직에 수분이 늘어나면서 부어오르는 상태다.

직립자세로 장시간 서 있거나 과로 등으로 인한 생리적인 현상이니 걱정하지 않아도 된다. 편하게 휴식을 취하면 붓기는 빠진다. 여성은 생리 전후에 부종을 느낄 수 있다.

양말 자국이 선명하게 남을 정도의 부종은 무릎 아래 종아리, 발목, 발등, 눈가, 눈꺼풀 등에서도 나타난다.

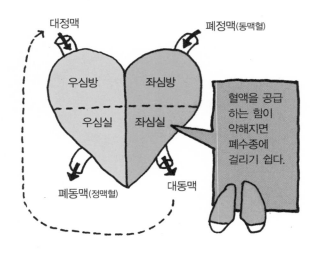

심장과 부종은 밀접한 관계가 있다

부종이 심장과 관계가 있다는 사실을 인지하고 있는 사람은 그리 많지 않을 것이다. 심장은 좌심방, 좌심실, 우심방, 우심실 네 개의 방으로 나눠져 있고, 전신으로 혈액을 공급하는(체순환) 것이 좌심실, 폐에 혈액을 공급하는(폐순환) 것이 우심실이다.

좌심실의 혈액을 송출하는 힘이 약하면 전방에 위치한 좌심방과 폐정맥의 혈류가 정체되어 혈액이 폐에 고이게 된다. 그리고 폐의 모세혈관에서 나온 수분이 폐 조직으로 스며든다. 이것을 흉수 또는 폐수종이라 부르는데, 호흡곤란, 기침, 가래 등의 증상과 함께 얼굴, 손, 발이 붓는다.

부종이 나타나는 것은 심장의 힘이 약해졌다는 신호

우심실의 혈액을 송출하는 힘이 약해지면 전방에 위치한 우심방과 신체의 정맥혈류가 정체되어 혈액이 전신에 쌓이게 된다. 그리고 전신의 모세 혈관에서 나온 수분이 체조직으로 스며든다. 처음에는 종아리가 붓고, 이것이 전신의 부종으로 발전한다.

심장이 혈액을 내보내는 힘이 약해져 폐에 물이 차는 것은 좌심부전, 다리나 몸에 물이 차는 것은 우심부전이다. 부종이 나타나는 것은 심장의 힘이 약해졌다는 신호다.

손가락으로 눌렀을 때, 움푹 들어가는 부종과
그렇지 않은 부종

부종은 손가락으로 눌러봤을 때 들어가는 것과 손가락으로 눌러도 아무런 변화가 없는 것이 있다. 손가락으로 눌렀을 때, 쑥 들어간 채로 얼마 동안 회복이 되지 않는다면 심장병, 신장병, 간장병, 호르몬 질환, 암 등을 의심할 수 있다. 초기에 얼굴에 부종이 나타났을 때는 신장병, 다리에 부종이 나타났을 때는 심장병과 간장병을 의심할 수 있다. 손가락으로 눌러도 변화가 없는 부종은 들어가는 부종과 비교해 드물지만, 갑상선기능저하, 교원병의 일종인 강피증 등을 의심할 수 있다.

의심되는 질환 심장병, 간장병, 신장병, 호르몬계 질환 등

진료과 내과, 순환기과

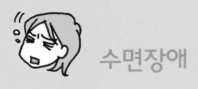

수면장애

**수면 중에 코골이나 불규칙한 호흡을
동반하지 않는 것이 건강한 상태다**

잠을 잘 때 코를 골거나 불규칙한 호흡을 하는 사람은 주의가 필요하다. 비만, 코·입·목의 질환으로 기도가 좁아지면서 일어나기 쉬운 증상이다. 남편(아내)에게 도움을 청해 수면 중의 변화를 체크하도록 한다. 최근에는 병원에서 하룻밤 입원하여 뇌파나 심전도 등을 체크할 수 있는 '수면 1박 검사'도 보급되어 있다.

수면시무호흡증후군이란?

낮에 갑자기 잠에 빠졌을 때는 수면시무호흡증후군을 의심할 수 있다. 수면 중에 10초 이상 호흡이 정지된 상태가 1시간에 5회 이상이면, 수면 시 무호흡증후군으로 판정된다. 약을 복용해서 치료할 수 있으며, 수면 중 호흡을 부드럽게 하는 기구도 있다.

갑자기 잠의 공격을 당하는 병에 나르콜렙시narcolepsy(수면 발작)라는 것이 있다. 잠에 빠짐과 함께 근육의 긴장이 풀려 탈수발작을 일으킨다. 막 잠이 들었을 때 악몽을 꾸거나 가위에 눌리는 것이 특징이다. 약을 복용함과 동시에 평생 동안 병마와 싸울 각오에 임하는 자세가 필요하다.

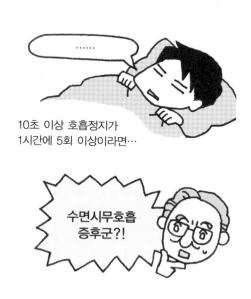

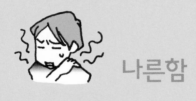

나른함

피로가 풀리지 않을 때는
철분결핍성빈혈을 의심할 수 있다

감기에 걸리거나 피곤이 쌓였을 때 피로는 보통 2~3일 정도 지나면 회복된다. 그런데 뚜렷한 이유 없이 몸이 나른하고 쉽게 지치는 경우에는 철분결핍에 의한 빈혈을 의심할 수 있다.

철분이 부족하면 적혈구의 주요 성분인 헤모글로빈이 감소한다. 산소의 운반책인 헤모글로빈의 양이 감소하면 전신의 세포가 산소부족 현상을 일으킨다. 그 결과, 나른하고 쉽게 피곤하며 숨이 차고 추위에 약한 모습 등의 증상을 일으킨다.

철분이 많은 식품과 비타민 C를 함께 섭취하는 것이 중요

철분결핍성빈혈의 개선과 예방에는 식사가 매우 중요하다. 철분을 많이 포함한 식품은 간, 장어, 재첩, 바지락, 톳, 깨, 당근, 시금치, 토마토 등이 있다. 또한, 비타민 C가 많이 들어 있는 레몬, 피망, 파슬리 등을 곁들여 먹으면 철분흡수가 상승된다.

철분결핍성빈혈이 위궤양, 십이지장궤양, 자궁근종, 위암, 대장암, 치질 등이 원인이 되어 발생하는 경우도 있다. 또, 간장, 심장, 신장, 혈액, 내분비 등의 질환이나 당뇨병 등의 신호가 되는 경우도 있다.

철분결핍성빈혈의 판정은 혈액검사를 해보면 바로 알 수 있으므로 오랫동안 피로가 풀리지 않을 때는 내과를 방문해 진찰을 받아본다.

요실금

비만과 변비를 해소하면 요실금은 개선된다

오줌을 지리는 행위(요실금)와 비만이 무슨 관계가 있느냐고 생각할 수도 있겠으나, 비만은 방광에 부담을 주기 때문에 요실금과 밀접한 관계가 있다. 또한, 방광에 부담을 주는 원인으로는 변비도 들수 있다.

기침, 재채기, 웃을 때, 무거운 것을 들 때처럼 복부에 힘이 들어가면 오줌을 지리는 것이 복압성腹壓性요실금이다. 복압성요실금은 중년 여성들에게서 많이 나타난다. 임신·출산을 거쳐 방광을 지지하는 골반저근군과 요도의 개폐에 관여하는 요도괄약근 등 배뇨를 조절하는 근육이 약해진 것이 원인이다.

복근과 배근의 단련과 질을 조이는 체조도 도움이 된다

배뇨에 필요한 근육을 단련하는 요실금체조를 꾸준히 하면 개선에 도움이 된다. 앉아서도 누워서도 가능하다. 우선, 항문을 조이고 요도와 질을 조이는 느낌으로 5초 동안 동작을 멈춘다. 그 후 천천히 힘을 빼면서 풀어준다. 이 동작을 20회 정도 1일 4회 실시한다. 3개월은 지속적으로 하는 것이 좋다.

요실금에는 이 밖에도 방광이 제멋대로 수축을 일으키는 것이 원인이 되는 것 등 몇 가지의 종류가 있다.

배뇨 시 통증은 비뇨기에 염증이 생긴 것

배뇨 시 통증을 느끼는 것은 배뇨기 어딘가에 염증이 생겼다는 증거. 여성은 방광염, 남성은 요도염, 전립선염을 의심할 수 있다.

진료과 비뇨기과, 산부인과

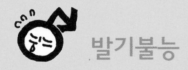

발기불능

다른 질환을 개선하면 발기 장애도 개선된다

성기능의 고민을 호소하며 비뇨기과를 찾는 사람의 약 90%가 임포텐츠(성적 불능증, 발기불능)이다. 발기불능의 대부분은 발기에 필요한 혈액이 페니스에 충분히 공급되지 않는 것이 원인으로 발생한다. 당뇨병이나 고혈압, 고지혈증 등의 성인병은 동맥경화를 촉진하므로 발기불능과 밀접한 관계가 있다.

동맥경화가 있으면 모세혈관의 혈액 흐름이 나빠진다. 당연히 페니스 혈관도 흐름이 나빠져 혈액이 전달되기 어려우므로 발기불능을 초래한다.

또한, 당뇨병의 합병증인 신경장애가 발기불능의 원인이 되는 경우도 있어 오히려 발기불능으로 인해 당뇨병을 발견할 수도 있다.

발기의 구조는 정상인데 스트레스 등의 심리적인 원인으로 발기가 불능인 경우도 있다. 신혼여행 스트레스로 인해 발기불능이 된 신랑도 있다.

발기불능의 고민은 비뇨기과를 방문해 진찰을 받도록 한다.

비아그라를 사용할 수 있는 사람, 사용하지 못하는 사람

의사 처방으로 내려진 비아그라는 페니스에 흘러들어가는 혈액의 흐름을 방해하는 효소의 움직임을 억제하므로 발기를 촉진시킨다. 단, 니트로글리세린을 복용하는 사람, 당뇨병, 고혈압, 위궤양, 십이 지장궤양이 있거나 가벼운 운동도 불가능한 사람에게는 사용할 수 없다. 발기불능에 대처하는 방법은 발기보조기구의 사용과 페니스 프로스타글란딘prostaglandin 주사도 있다.

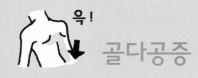

골다공증

넘어질 때 앞으로 손을 내밀지 않는다

넘어질 때 신체를 보호하기 위해 손을 내미는 순간적 판단은 바람직하지 못하다. 넘어질 때 손을 내밀면 콜레스 골절이라는 손목 골절을 일으킬 위험이 있기 때문이다. 가능하다면 유도에서의 낙법처럼 몸을 둥글게 말아 뒹구는 방법이 옳다. 물론 머리와 얼굴을 보호해야 한다.

여성은 폐경이 지나면 호르몬의 밸런스가 무너져 칼슘이 뼈에서 빠져나간다. 이것이 진행되면 뼈의 양(골량)이 적어 구멍이 뻥뻥 뚫린다. 그런 상태의 뼈는 골절을 일으키기 쉽다. 골절이 발생하는 부위는 척추, 어깨, 손목, 목관절 등이다.

골량이 적으면 허리나 등이 무겁게 느껴진다

골의 밀도를 측정하는 데 있어 자각할 수 있는 증상이 있다. 그것은 허리나 등이 무겁게 느껴지는 것이다. 허리나 등의 통증도 동반한다.

골다공증의 예방과 개선은 운동과 식사이다. 1일 15~30분 정도 빨리 걷기, 더욱이 계단을 오르내리는 것도 효과가 있다. 또한, 1일 30분은 자외선에 노출(얼굴과 손의 일광욕 정도)할 것. 그리고 뼈째 먹을 수 있는 생선을 통한 칼슘 섭취(1일 600~1000mg), 비타민 D(칼슘운반책)의 공급 등 식품 섭취로 개선될 수 있다.

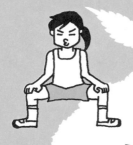

제5장

만성화 해소!
불쾌 증상을
극복하는 상식

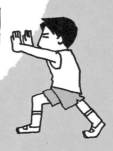

요통 해소

허리 통증은 자세에서 비롯된다

허리는 신체의 중심에 위치하며 신체의 밸런스를 유지하고 안정감을 주는 중요한 역할을 한다. 따라서 요통을 해소하면 관절염, 어깨 결림, 냉증 등의 증상을 동시에 완화시킬 수 있다.

요통을 해소하는 데 있어 흔히 스트레치를 많이 권장하는데, 개개인의 체형에 맞지 않는 체조는 오히려 증상을 악화시킬 수 있다. 요통으로 고통 받는 유형은 크게 두 가지의 체형으로 나눌 수 있다.

첫째, 신체를 측면에서 관찰했을 때 허리가 지나치게 휜 척추측만 체형이다. 가족이나 친구들에게 부탁해서 확인해 보면 알 수 있다. 이런 체형을 가진 사람들은 허리에서 등까지 항상 구부정하기 때문

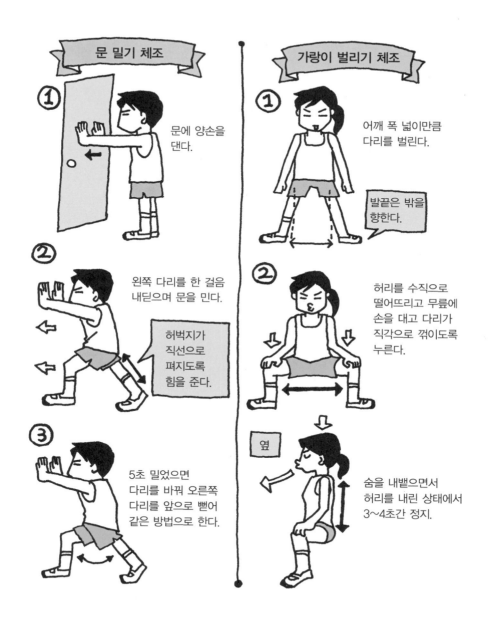

문 밀기 체조

① 문에 양손을 댄다.

② 왼쪽 다리를 한 걸음 내딛으며 문을 민다.

허벅지가 직선으로 펴지도록 힘을 준다.

③ 5초 밀었으면 다리를 바꿔 오른쪽 다리를 앞으로 뻗어 같은 방법으로 한다.

가랑이 벌리기 체조

① 어깨 폭 넓이만큼 다리를 벌린다.

발끝은 밖을 향한다.

② 허리를 수직으로 떨어뜨리고 무릎에 손을 대고 다리가 직각으로 꺾이도록 누른다.

옆

숨을 내뱉으면서 허리를 내린 상태에서 3~4초간 정지.

227

에 허리 근육이 쉽게 피로해지고 허리의 유연성이 결여되어 있다. 그러므로 돌발성요통, 척추분리증, 척추협착증 등을 일으키기 쉽다.

둘째, 허리가 고양이 등처럼 둥글게 굽는 척추후만 체형이다. 이 체형의 사람은 허리에서 조금 위에 위치한 등에 통증을 호소하는 경우가 많다. 척추 추간판에 강한 압력이 걸리기 때문에 허리디스크를 일으키기 쉽다.

허리가 휜 체형에게 권장

'가랑이 벌리기 체조'와 '문 밀기 체조'가 바람직하다.

척추측만의 체형인 사람은 배를 집어넣고 복근의 힘을 길러주는 체조를 권장한다. 가랑이 벌리기 체조와 문 밀기 체조를 꾸준히 실시한다. 가랑이 벌리기 체조는 호흡을 내쉬면서 허리를 완전히 밑으로 내리는 것이 포인트다. 한 번에 각각 20회씩 하루에 한 번부터 시작해 보자.

고양이 등 체형은 층계 두 단씩 오르기 운동과
장요근 강화 운동이 좋다

척추후만 체형은 장요근腸要筋이라는 골반의 전면과 허리에서 고관절까지 뻗어 있는 근육을 단련하면 요통이 개선된다. 먼저, 권장하는 운동은 층계 두 단씩 오르기 운동이다. 통근, 통학 시 항상 이용하는 계단을 두 계단씩 한꺼번에 오르도록 한다. 이것과 함께 장요근

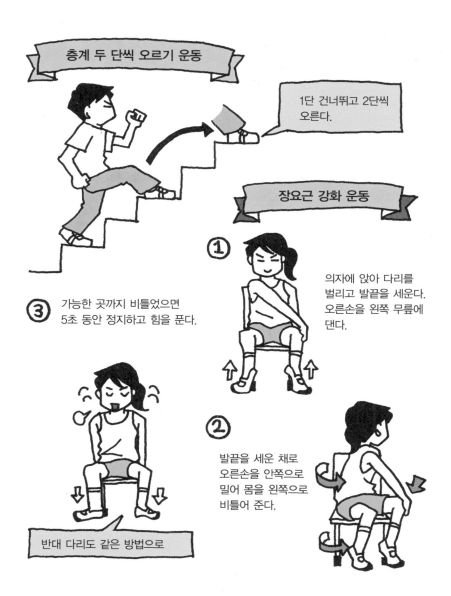

층계 두 단씩 오르기 운동

1단 건너뛰고 2단씩 오른다.

장요근 강화 운동

① 의자에 앉아 다리를 벌리고 발끝을 세운다. 오른손을 왼쪽 무릎에 댄다.

③ 가능한 곳까지 비틀었으면 5초 동안 정지하고 힘을 푼다.

② 발끝을 세운 채로 오른손을 안쪽으로 밀어 몸을 왼쪽으로 비틀어 준다.

반대 다리도 같은 방법으로

강화 체조를 실시하면 장요근을 확실하게 단련할 수 있다. 이 체조를 꾸준히 생활화 하면 빨리 뛰기도 가능해진다.

요통개선 운동과 체조를 할 때는 전신의 많은 근육이 동시에 움직인다. 허리에 관련된 근육뿐 아니라 전신의 근육을 단련할 수 있기 때문에 날씬하고 균형 있는 몸매로 변신할 수 있다.

골격과 근력은 개개인마다 다르므로
자신에게 맞는 체조를 선택한다

요통과 무릎의 통증 등을 개선하는 체조가 텔레비전이나 잡지에서 많이 등장하고 있다. 하지만 하나의 체조가 모든 사람들에게 개선효과를 가져다주는 것은 아니다.

십인십색이란 말이 있듯이 사람들은 각각의 골격과 근력에 차이가 있다. 100명의 사람이 있다면 골격과 근력도 가지각색이다. 자신에게 꼭 맞는 체조를 하려면 100가지의 매뉴얼이 있어야 할 것이다.

그것에 대한 지름길로 자신의 체형을 판단하는 방법을 소개했으나, 그 외에 자신에게 적합한 체조를 찾는데 도움이 되는 것이 정형외과나 스포츠클리닉 등에서 전문의에게 진단을 받는 것이다. 또한, 허리, 무릎, 어깨의 통증은 호전된 후에도 재발하는 경우가 있다. 예방 차원에서 전문의에게 자문을 구하도록 한다.

무릎통증 해소

무릎통증은 무릎 이외의 관절에 대한 관리가 소홀하다는 경고이다

　무릎통증은 무릎 이외의 관절을 제대로 사용하지 못하여 무릎관절에만 부담이 된다는 신호다.

　무릎 관절은 무릎을 구부린 상태에서 발목의 안쪽과 바깥쪽을 비트는 동작에도 관여하지만, 기본적으로는 무릎을 구부렸다 펴는 한 가지 방향으로의 움직임에 깊이 관여하고 있다. 우리 몸의 움직임을 관찰해 보면 알 수 있듯이, 다리 대부분의 움직임은 고관절과 발목관절 등 무릎 이외의 관절들의 움직임에 의해 구성된다. 무릎 이외의 관절을 적절하게 사용하지 못하면 모든 부담이 무릎 관절로 쏠리게

된다. 몸의 움직임이 둔해지는 노인들에게서 퇴행성 무릎관절염이 많은 이유도 여기에 있다. 무릎 이외의 관절을 의식적으로 자주 움직이면 결과적으로 무릎 관절도 단련되는 계기가 된다.

관절의 유연성을 높이는 무릎각도 스트레치

먼저, 무릎 이외의 관절에 대한 유연성을 높이도록 한다. 여기에서 소개하는 허리와 어깨 체조를 권장한다. 무릎 이외의 관절이 효율적으로 움직이면 무릎과 관련된 근육들이 발달한다. 무릎 이외의 관절 운동은 무릎관절을 위해 도움이 된다는 뜻이다. 또한 무릎 통증을 해소하기 위한 운동과 체조를 실시하도록 한다.

권장하는 무릎운동은 무릎각도 스트레치다. 의자에 앉아 무릎 아래를 30도, 60도, 90도의 3단계 각도로 순서대로 들어올려 90도 각도에서는 발바닥에 힘을 주었다가 다시 힘을 빼고 60도, 90도, 30도에서 정지한다.

전문가 처방 '걷기와 뛰기 복합 운동'
운동 후에는 두유와 푸딩을 섭취

무릎은 옆으로 움직일 때와 앞으로 움직일 때 사용하는 근육이 각각 다르다. 무릎관절을 단련할 때는 옆으로의 움직임과 앞으로의 움직임을 충분히 활용하도록 한다. 이것에 도움이 되는 운동이 축구선수들의 재활치료에도 활용되는 '걷기와 뛰기의 복합 운동'이다. 다

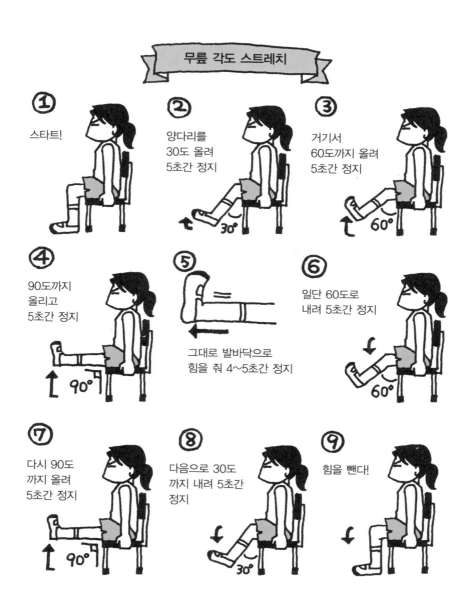

무릎 각도 스트레치

① 스타트!

② 양다리를
30도 올려
5초간 정지

③ 거기서
60도까지 올려
5초간 정지
60°

④ 90도까지
올리고
5초간 정지
90°

⑤ 그대로 발바닥으로
힘을 줘 4~5초간 정지

⑥ 일단 60도로
내려 5초간 정지
60°

⑦ 다시 90도
까지 올려
5초간 정지
90°

⑧ 다음으로 30도
까지 내려 5초간
정지
30°

⑨ 힘을 뺀다!

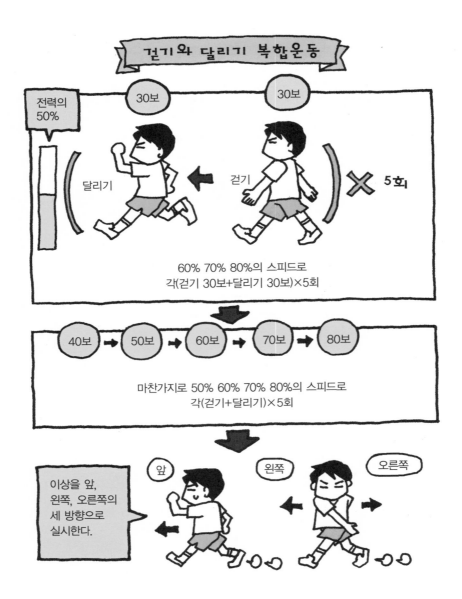

친 선수들의 재활을 목적으로 만들어진 체조이므로 자신의 무릎상태를 관찰하면서 운동의 강도를 조절해 간다.

우선은 '30보 걷고 30보 뛰기'부터 시작한다. 그때, 전력으로 걷되 뛰는 스피드의 50%부터 시작해 60%, 70%, 80%라는 식으로 페이스를 올려간다. '30보'의 한 세트(50~80%)를 끝내면 '40보 걷고 40보 뛰기'를 실행한다. 계속해서 '50보 걷고 50보 뛰기' 그리고 '80보 걷고 80보 뛰기'의 레벨까지 실시한 후 종료한다. 최고 레벨은 브라질 프로축구선수들의 재활용으로 활용되는 것으로, 총 프로그램을 끝낼 때까지는 약 2시간 반 정도 걸린다. 가로(앞) 방향 운동이 끝나면 오른쪽 옆 방향으로, 이어서 왼쪽 옆 방향으로, 같은 요령으로 실시한다. 물론 자신이 가능한 레벨까지의 운동으로 충분하고, 이 운동이 끝나면 온몸은 땀으로 흠뻑 젖는다. 그러므로 두유와 단백질 섭취를 끝으로 운동을 마무리한다.

어깨결림 해소

어깨 결림은 관절질환의 전단계

목에서 어깨까지의 근육을 의식하며 움직인다.

어깨 결림, 냉증은 모든 관절질환의 전단계라 할 수 있다. 어깨 결림, 냉증 모두 혈액순환장애에서 비롯되는 경우가 많다. 어깨 결림과 냉증을 방치해 두었다가는 전신 관절의 변형을 가져오는 결과를 낳는다.

목에서 어깨까지의 부분은 머리를 안정적으로 받쳐주기 위해 신체 중에서도 활동량이 적은 구조로 되어 있다. 이 부분의 근육을 항상 의식적으로 움직이려 노력하면 어깨 결림과 냉증에 대한 증상은 대부분 해소된다.

① 오른팔을 곧게 편다.

② 왼팔을 직각으로 접고
오른 팔꿈치 위를 끼워 넣는다.

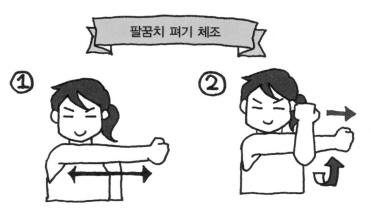

③ 가슴 쪽으로 끌어당기면서
힘을 준다.

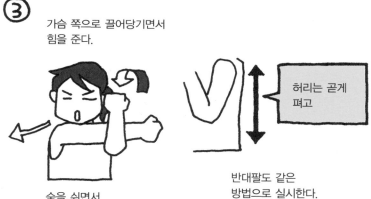

허리는 곧게
펴고

숨을 쉬면서
2~3초간 정지한다.

반대팔도 같은
방법으로 실시한다.

237

어깨 결림 해소를 위한 체조는
허리를 곧게 펴고 실시한다

어깨 결림에 도움이 되는 체조로 권하고 싶은 것은 팔꿈치펴기 체조와 뒤로 팔뻗기 체조다. 두 운동 모두 팔을 강제적으로 뻗어 어깨와 목의 수축되었던 근육을 이완시키는 스트레칭이다.

'팔꿈치 펴기 체조'는 오른팔을 곧게 펴고 왼팔을 직각으로 굽힌 다음, 오른팔을 끼워 넣는다. 이때 오른팔의 팔꿈치 위에 끼우는 것이 포인트다. 가슴 쪽으로 끌어당기는 듯한 느낌으로 힘을 주면서 어깨 근육을 편다. 그 상태에서 숨을 내쉬면서 2~3초 동안 정지한다. 팔을 바꿔 같은 방법으로 실시한다.

'뒤로 팔뻗기 체조'는 등 뒤로 돌린 한쪽 손을 다른 한 손으로 잡고 한쪽 방향으로 잡아당기면서 펴고, 잡아당기는 방향으로 고개를 젖혀 비트는 스트레칭이다.

양쪽 모두 허리를 곧게 펴고 등이 굽지 않은 상태에서 실시하면 효과가 확실하다.

뒤로 팔뻗기 체조

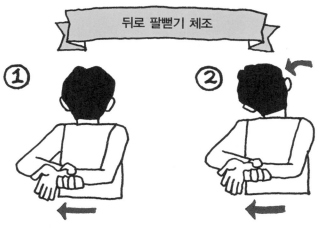

① 오른쪽 손목을 왼손으로 들어 왼쪽 방향으로 당긴다.

② 머리도 왼쪽으로 쓰러뜨리고 2~3초간 정지한다.

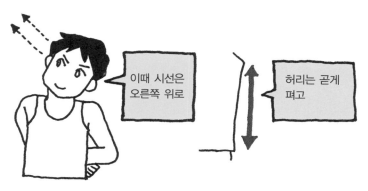

이때 시선은 오른쪽 위로

허리는 곧게 펴고

반대 팔도 같은 방법으로 실시한다.

냉증 해소

얇은 옷, 꽉 조이는 속옷은 몸을 차게 한다

냉증으로 고민하는 여성들이 많다. 지방질이 많은 여성들의 몸이 왜 냉한 것일까? 그 비밀은 지방에 있다. 우리 몸의 근육과 지방의 성질을 비교해 보면, 지방은 열이 통과하기 어려운 성질을 가지고 있다.

한편, 근육은 지방에 비해 열이 잘 통과한다. 여성에게 냉증이 많은 이유는 지방의 비율이 높고 근육 양이 적은 것과 관계가 있다. 그것에 대한 증거로, 인체에서 나오는 자외선을 이용해 온도가 높은 부위와 낮은 부위를 색깔별로 알아보는 체열측정기로 관찰해 보면, 여성의 신체는 낮은 온도를 나타내는 녹색과 청색 존이 많은 것을 알 수 있다.

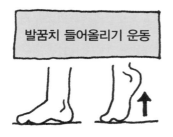

발꿈치를 들어올리고
발꿈치로 서서
5초간 정지
반복해 실시한다.

패션을 중시해 얇은 옷을 입는 것은 스스로 몸을 차게 하는 것이다. 냉증 개선에 얇은 옷은 금물이다. 또한, 몸을 조이는 올인원 등을 애용하면 혈액순환을 악화시켜 몸을 냉하게 하는 결과로 이어진다.

다리의 혈행을 개선해 혈액순환을 촉진시키는 '발꿈치 들어올리기 운동'

냉증 해소를 위해 바로 실천할 수 있는 것이 '발꿈치 들어올리기 운동'이다. 발꿈치를 들어올려 발끝으로 서서 그대로 약 5초간 정지해 버틴다. 그런 다음 발꿈치를 내린다.

다리의 혈행이 좋아지는 '수건 끌어당기기 운동'

냉증을 개선하는 운동으로 '수건 끌어당기기 운동'도 권장한다. 발끝을 모아 바닥에 펼쳐놓은 수건을 발가락으로 잡아 몸쪽으로 끌어당긴다. 다리의 혈행이 매우 좋아지는 운동이다.

또한, 식품을 섭취해 몸을 따뜻하게 하는 것도 중요하다. 몸에 열

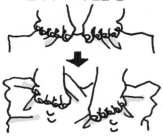

수건 끌어당기기 운동

발가락으로 수건을 잡고

수건을 몸 앞으로 끌어당긴다.

을 내는 생강, 파, 야채류 등의 식품
을 매일 식탁에 올리도록 한다.

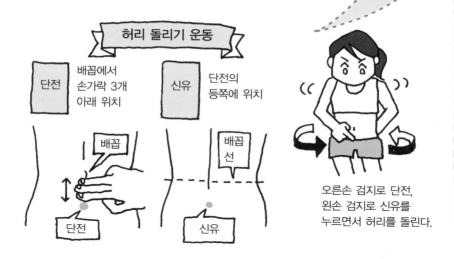

허리 돌리기 운동

단전 — 배꼽에서 손가락 3개 아래 위치

신유 — 단전의 등쪽에 위치

배꼽

배꼽
선

단전

신유

오른손 검지로 단전, 왼손 검지로 신유를 누르면서 허리를 돌린다.

변비나 부종은 몸 안에 독성물질이 쌓였다는 증거다. '독소배출 운동'을 실천하자.

몸에 독성물질이 쌓이면 변비가 되고 방귀가 나오며 붓는 등의 증상을 일으키게 된다. 독성물질을 청소하려면 독소배출 운동을 반드

장腸 건강 체크리스트

☐ 기본적으로 소식을 한다.
☐ 야채는 별로 좋아하지 않는다.
☐ 과일은 그다지 먹지 않는다.
☐ 물을 별로 마시지 않는다.
☐ 하루 세 끼를 먹지 않을 때가 많다.
☐ 식후 또는 평소에도 하복부가 나와 있다.
☐ 최근 다이어트를 했다(또는 현재 하고 있다).
☐ 그다지 운동을 하지 않는다.
☐ 최근 스트레스를 느낄 때가 많다.
☐ 최근 변비 기미가 있다(또는 항상 변비다).

체크 수

0~2개   거의 문제 없음.

3~4개   경증 정체 장
　　　　식이섬유의 섭취를 늘리자.

5~7개   중간 정도의 정체 장
　　　　식이섬유의 섭취와 식생활 개선이
　　　　필요하다. 독소배출 효과가 높은
　　　　식품을 섭취하자.

8개 이상 심한 정체 장
　　　　식생활 개선에 덧붙여 운동 등
　　　　생활습관 전체를 다시 보고 개선
　　　　할 필요가 있다.

시 실행하도록 한다.

　권장하는 운동은 '허리 돌리기 운동'이다. 복부의 단전을 오른손 검지, 등쪽의 신유를 왼손 검지로 가볍게 누르면서 크게 원을 그리는 동작으로 10회 정도 허리를 움직인다. 입욕 시, 회사나 학교에서 휴식시간을 이용해 성실하게 실시한다. 쌓인 가스가 나가 붓기가 빠지고 하반신의 살이 빠진다. 왼쪽의 '장 건강 체크리스트'에서 위험신호가 나온 사람은 반드시 실행해 보자.

독소 배출 작용이 있는 대표식품 10가지

　독소배출 식품에는 크게 나눠 세 가지 유형이 있다.

　첫째, 체내 유해물질을 감싸 흡수되지 못하도록 하는 식품이다. 유황화합물을 포함한 대파, 부추, 양파, 당근 등이 대표적이다.

둘째, 브로콜리나 콜리플라워, 양배추, 무 등의 채소류를 들 수 있다. 독성을 제거하는 미네랄인 셀레늄은 당근, 대파, 양파, 해초류에 많이 포함되어 있다.

셋째, 유해물질을 체외로 배출하는 기능을 촉진하는 식품이다. 식이섬유를 많이 함유한 사과나 우엉, 버섯류, 해초류 등을 꼽을 수 있다.

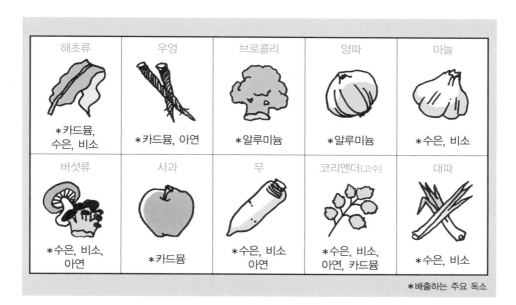

해초류	우엉	브로콜리	양파	마늘
*카드뮴, 수은, 비소	*카드뮴, 아연	*알루미늄	*알루미늄	*수은, 비소
버섯류	사과	무	코리엔더(고수)	대파
*수은, 비소, 아연	*카드뮴	*수은, 비소 아연	*수은, 비소, 아연, 카드뮴	*수은, 비소

*배출하는 주요 독소

제6장

의사와 병원 선택에 대한 기본 상식

좋은 의사를
구별하는 방법

이해하기 쉽게 설명하는가?

증상이나 호소를 주의 깊게 듣는가?

자신과 가족에 대해 상세하게 파악하고 있는 주치의가 있다면, 그 의사는 자신과 가족에 있어 좋은 의사가 될 것이다. 그런 주치의를 찾으려면 좋은 의사의 소양에 어떤 것들이 있는지 숙지하고 있어야 한다.

진찰을 받기 전에 주변의 평판을 들어보는 것도 한 가지 방법이다. 병원 근처에 위치한 약국에서 물품을 구입한 후 "○○병원 선생님은 어떻습니까?"라고 평판을 물어보는 것도 좋다. 지인 중에 그 병원에서 진찰 받은 경험이 있는 사람이 있다면, 의사의 성품이나 병원의

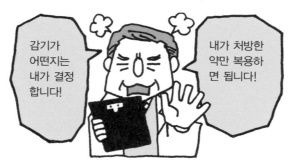

이런 의사는 생각해 볼 여지가 있다.

평판을 들을 수 있다.

거기에 다음과 같은 판단기준을 설정하고 진료를 받도록 한다.

우선, 이해할 수 있는 설명을 하는지.

"이런 보조식품을 먹고 있는데요"라고 했을 때, "그런 것은 먹을 필요 없어요. 내가 처방한 것만 먹으면 돼요"라고 부연설명도 없이 즉석에서 부정하는 의사는 환자의 마음을 헤아리고 있는지가 의심스럽고, 최신정보를 연구하고 있는지 또한 의심스럽다. 다양한 질문들을 참을 필요는 없다. 납득이 갈 때까지 물어보자.

다음으로 증상이나 호소를 주의 깊게 듣는지, '병'만 보는 것이 아니라 '사람'을 보는지, 질병에 집착하지 않고 환자의 전부를 고려해 종합적인 판단을 내리는지도 중요하다.

골프를 많이 쳐서 볕에 그을린 피부가 눈에 띄는 의사, 가운과 와이셔츠가 깨끗하지 못하고 진찰실이 어지럽혀져 있는 의사도 좋은 의사라고는 볼 수 없다.

환자의 응석에 "No"라 할 수 있는가?
전문의를 소개할 수 있는 인맥이 있는가?

환자의 응석에 웃는 얼굴만 하는 것도 좋은 의사는 아니다. 필요 없는 주사나 투약 요구는 확실히 거절하는 의사가 좋다.

그리고 질병에 대한 판단이 서지 않거나 심각한 증상일 때 신속하게 전문병원을 소개할 수 있는 의사를 권한다. 또한, 휴진을 알리는 게시판에 '학회 참석'이라는 이유를 내거는 의사는 연구도 열심히 하고, 정보수집에도 적극적이라는 판단의 근거가 된다.

안심할 수 있는
주치의를 찾는 방법

거주지 근처에 신뢰할 수 있는 내과의를 찾는다
아이가 있는 가정에서는 소아과 주치의도 필요하다

지속적으로 내원할 수 있는 주치의가 있다면 안심이 된다. 자신뿐 아니라 가족이 아플 때도 마음이 든든하다. 가족의 체질이나 환경, 과거의 병력 등을 파악하고 있으면 적절한 치료를 받을 수 있다.

먼저 주거지 근처에서 개업한 개인병원에서 진찰을 받아보자. 초진이므로 의사가 약간의 질문을 할 수도 있다. 2차 진료 시에는 이미 안면을 익힌 상태다. 몇 번이고 진료를 받다 보면 주치의가 된다. 쓸데없이 많은 약을 처방한다고 생각되거나 자신과 맞지 않는다는 판단이 서면 다른 주치의를 찾아보면 된다.

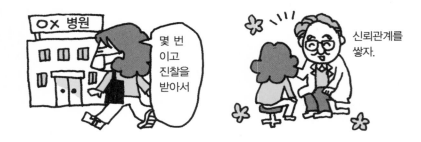

단, 자신과 궁합이 맞는지 그렇지 않은지는 단 한 번의 진료로는 판단할 수 없다. 의사도 인간이므로 가끔 컨디션이 좋지 않거나 기분이 언짢을 때가 있기 때문이다. 신뢰관계가 형성되고 주치의에게 전화로 상담까지 할 수 있을 정도가 되면 보다 안심할 수 있다. 응급 시에 연락을 취할 수 있도록 휴대폰이나 긴급 연락처를 알려주는 의사는 고마울 따름이다.

피부과나 안과 등 전문의의 진단이 필요하거나 종합병원에서 진찰을 받아야 할 경우에는 주치의에게 소개장을 부탁한다. 아이가 있는 가정은 소아전문 주치의가 필요하다.

지병이 있는 사람은 개인병원에 전문의를 두면 든든하다

매년 꽃가루 알레르기로 고민하는 사람은 이비인후과나 알레르기 전문과에 주치의를 두고 있으면 든든하다. 안과, 치과, 피부과 등 자신의 질환에 대해 의논할 수 있는 전문의를 알고 있다면 응급 상황일 때 당황하지 않아도 된다.

지병이 있어 종합병원의 전문의에게 진찰받는 경우에는 전문의가 주치의가 된다. 이때도 주거지 근처에서 항상 이용하는 병원이 있다면 도움이 될 것이다. 감기에 걸려 큰 병원까지 가는 것이 힘들고, 기다리는 시간이 괴로울 때도 근처의 항상 이용하는 병원에서 치료를 받을 수 있다. 이처럼 두 곳 이상의 병원에서 진찰받고 있을 경우, 그 사실을 숨기는 환자들이 있는데, 주치의가 많다고 절대로 창피한 일이 아니다. 또한, 약을 선택할 때 다른 의사의 처방과 겹치지 않도록 조제해 주는 의사라면 안심할 수 있다.

종합병원?
개인병원?

초진은 어느 병원이 좋을까?
대기시간이 짧은 것은 개인병원

　주치의가 없는 환자가 다급하게 병원을 찾는 일이 있다. 그럴 때 종합병원과 전문병원을 사이에 두고 어느 곳이 더 나을지 고민하게 된다. 종합병원의 외래진료는, 특히 초진의 경우에 기다릴 각오를 하고 가야 한다. 만약 자신의 증상으로 병을 예측할 수 있다면 개인병원으로 가는 것이 시간이 단축되므로 스트레스를 덜 받을 것이다.

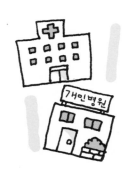

　종합병원을 선택하게 되면, 증상의 문진

부터 시작해서 치료에 관한 해당 과를 결정하는 데 많은 시간이 소모된다. 종합병원에 사전에 지정해 놓은 의사가 있어 그 의사에게 진찰을 받고자 한다면, 사전에 진료일을 예약한 후에 방문한다.

개인병원을 선택할 때나 대학병원의 경우에도 인터넷을 이용하면 담당의사의 검색에 이르기까지 다양한 정보검색이 가능하므로 활용하도록 한다.

구급차로 병원을
지정할 수 있다

구급차가 갈 수 있는 거리 안에서 진료할 태세가 갖춰진
병원이면 된다
진료가 망설여지는 병원이 있다면 거부할 수도 있다

 구급차로 이송될 경우 또는 구급환자와 동반할 경우 "어디 아는
병원이라도 있습니까?"라고 구급대원이 물
어보는 경우가 있다. 구급차를 상용한다면
모를까, 대부분의 사람들은 처음 겪는 일이
라 제정신이 아닐 것이다. 목적지가 분명하
지 않을 경우에는 의료기관에 대한 정보가
밝은 구급대원들의 판단에 맡기는 것도 방법

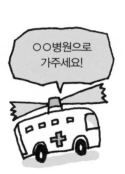

이다. 예를 들어, 뇌출혈 환자를 이송할 때, 규모가 큰 병원이라는 조건만으로는 백 퍼센트 만족할 수 없다. 전문의가 없다면 대응할 수 없기 때문이다.

만약 전에 진찰을 받았던 병원이 있다면 지정해 보도록 한다. 구급 대원의 판단으로 그 장소까지 이송이 가능하고, 병원 측에서도 대응할 수 있는 상황이라면 가능할 것이다. 물론 평소에 다니던 병원이 있어 지정할 수 있는 경우에는 즉시 병원의 이름을 댄다.

거꾸로 절대로 이용하고 싶지 않은 병원이 있다면 "그곳은 싫어요"라고 말하는 것이 좋다. 평판이 나쁜 병원에 있어서 개선은 선택이 아니라 필수다. 이런 경우 환자들의 평가야말로 가장 중요한 요소일 것이다.

진료과를 몰라
당황스러울 때

골절과 같은 외상일 경우 외에는 대부분 내과로 가야 한다
내과의는 길 안내인이라고 생각하면 된다

감기에 걸렸을 때 내과로 갈까, 이비인후과로 갈까 하고 방황하는 사람이 있다. 어느 쪽이어도 상관은 없다. '우선 주치의(내과의)'가 일반적이나, 현재 꽃가루 알레르기로 진찰을 받고 있으니 이비인후과로 먼저 가는 경우도 있다. 또한, 피부과나 안과에서도 감기 치료를 하는데 '첫째는 피부과'라고 생각하는 사람은 없을 것이다.

머리가 아플 때도 '우선 주치의(내과의)'에게 진찰을 받는다. 머리를 부딪쳐 골절이 의심되면 서둘러 뇌 외과, 정형외과를 찾아가면 된다. '외과는 수술을 담당하는 진료기관이므로, 나는 수술까지는 필요 없

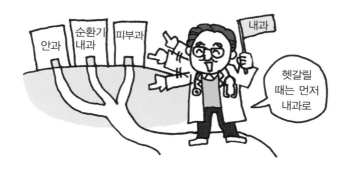

는데' 라고 망설여질 경우에는 먼저 내과를 방문해 본다. 거기서 각 과의 전문의를 소개받을 수 있다. 재차 가는 것이 번거롭기는 하지만 길 안내인으로 생각하고 적극적으로 내과의와 상담하면 된다. 물론, 응급 상황이라면 구급차를 불러야 한다.

불면증에 시달릴 경우에도 주치의와 상담해 본다. 불면증 원인이 마음의 병에 의한 것인지 진찰을 받아본다. 약을 처방받고 나서는 잠이 잘 온다는 경우도 많다. 불면증상에 따라서는 주치의로부터 순환기내과, 신경정신과 등을 소개받을 수 있다. 이러한 진료과의 구별은 비전문가에게는 좀처럼 구분하기 힘든 것이다. 그래서 내과 주치의가 존재한다고 생각해도 무방하다.

어린이질환은
소아청소년과

어린이는 어른을 작게 축소한 것이 아니다
어린이 특유질환과 정신적 질환도 진료가 가능하다

어린이 병원은 소아청소년과(소아과)에서 진찰을 받으면 된다. 어른의 병은 증상에 따라 다양한 진료과를 선택하게 된다. 그러나 어린이의 경우에는 먼저 소아청소년과에서 진료를 본다. 어린이 고유의 질환도 있고, 어린이는 어른을 작게 축소한 사람이 아니기 때문이다. 소아청소년과 의사에게서는 병의 치료뿐 아니라 유아검진, 육아고민 등 육아에 대한 다양한 상담도 받을 수 있다.

다른 의사의 소견도
듣고 싶을 때

담당의사 외의 소견은 '세컨드 오피니언'

'진단과 치료법에 관해 다른 견해나 방법이 있지는 않을까?' 라고
생각했을 때, 환자는 그것을 정확하게 의사에게 전달하는 것이 좋다.
진단과 치료법이 적절한지, 다른 견해나 방법은 없는 것인지에 관해
주치의나 담당의사 외의 의사소견을 '세컨드 오피니언(제2의견)' 이라
고 한다.

병원을 찾았을 때 의사는 '이 환자가 우리 병원에서 치료를 받을 것
인가' 라고 생각하며 진찰하는데 "세컨드 오피니언을 듣고 싶습니다"
라고 처음부터 자신의 의사를 전달하면, '환자가 진단과 치료법에 대
해 고민하고 있다' 고 여겨서 더욱 자세하게 설명한다.

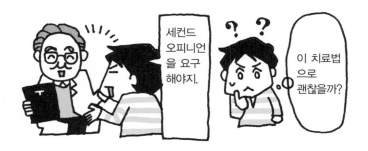

　평소 진료를 받던 의사에게 '다른 병원에서 세컨드 오피니언을 듣고 싶은데요' 라는 말을 꺼내기가 어렵다는 환자들이 많다. 세컨드 오피니언을 구하고자 하는 타이밍도 중요하다. 어느 정도 진단명이 붙고 치료법을 설명받은 시점에서 '다른 방법은 없을까요? 그것에 대해 세컨드 오피니언을 들어보고 싶습니다' 라고 말하면 된다.

필요한 데이터 제공을 꺼리는 병원은 나쁜 병원이다
환자에게는 데이터를 제공받을 권리가 있다

　채혈을 할 때마다 데이터를 설명하고 전달하거나 과거의 데이터를 경과에 따라 복사해 주는 것은 좋은 의료기관이다.

　환자의 요청에 대해 '만약 불안하면 다른 의료기관에서 설명을 받고 상담해 보세요. 필요하다면 이쪽 데이터를 넘기겠습니다' 라고 대응하는 곳도 좋은 의료기관이다. '엑스레이는 그쪽 병원에서 다시 한 번 찍으세요' 라는 식으로 차갑게 응대하는 곳은 나쁜 의료기관이다.

엑스레이(방사선) 사진을 비롯해 필요한 정보를 제공받는 것은 환자의
권리이기도 하다.

설명 잘하는
환자가 되는
'메모'법

병의 증상이나 경과를 요령 있게 설명하기
위해서는 메모가 필요하다

증상에 대해 설명하라고 하면 두서없이 이야기를 꺼내는 환자가 있다. "언제부터 어떤 증상을 보였나요?"라고 물으면 갑자기 "그저께 낮에 볶음 국수를 먹었어요"라는 시점에서부터 이야기를 끄집어내는 환자가 있다. 환자가 먹은 메뉴를 묻고 있는 게 아닌데 말이다. 다음 환자도 기다리고 있으니 증상과 경과를 간단명료하게 전달하는 것이 의사 입장에서는 가장 기쁘다.

그래서 환자가 의사에게 증상이나 경과를 설명할 때, 일목요연하게 정리한 '메모'를 지참할 것을 권한다. 평소에 요령 있게 이야기를 하

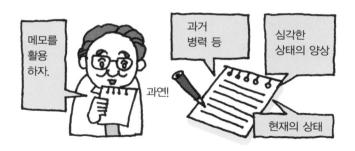

는 사람, 의사 앞에서 긴장하는 사람 모두에게 좋은 방법이다.

- 언제부터 상태가 나빠졌는지(최초의 상태)
- 현재 상태(아픈 부위, 열은 있는지, 가장 치료하고 싶은 점)
- 과거 병력(과거의 심각한 병, 지병, 알레르기, 이미 복용한 약의 이름 등)

간결하게 메모용지 1장 정도에 정리해 두면 그것을 보면서 설명할 수 있다. 또한 메모를 의사에게 건네는 것도 좋은 방법이다. 나는 참고용으로 메모를 진료기록부에 붙여놓기도 한다.

하지만 그렇다고 편지지 3장 정도의 분량에 빼곡히 적어 "이것 좀 봐 주세요"라고 하는 식은 곤란하다.

자신의 상태를 잘 파악하고 있는 사람일수록 요령 있게 호소할 수 있다.

진료에 도움이 되는 이야기, 되지 않는 이야기

암과 같은 심각한 질환의 치료에 임할 때는 "이때 증상은 이랬고, 이런 수술을 받았고"라고 치료의 방법과 수술 경과 등을 말해 주면 진료에 큰 도움이 된다. 단 어떤 병원의 어떤 선생님에게서 진료를 받았다는 말까지 할 필요는 없다. "T종합병원에서 치료받았어요" 정도의 이야기라면 어떤 레벨의 병원을 다녔는지 알 수 있어 도움이 되지만, "H 선생님에게 진료를 받았는데 혹시 아세요?"라는 질문을 받고 "모릅니다"라고 대답하면 "네? 그런 유명한 선생님도 모르세요?"라며 놀란 얼굴을 하니 매우 곤란할 때가 있다.

노인 진료는 보호자가 동반해야 한다

노인의 경우 가족들이 치료방법을 이해할 수 있도록 보호자가 동반한다

노인이 혼자서 진찰을 받을 때는 곤란한 경우가 많다. 내 어드바이스에 지나치게 고개를 끄덕이며 수긍을 해서 정말 이해를 한 것인지 내심 걱정이 돼 반문해 보면 "실은 선생님의 목소리가 잘 안 들립니다"라는 대답을 들을 때도 있다.

질환에 대한 설명을 할 때도 보호자가 있는 가족은 이해도 빠르고 명확해서 안심할 수 있다. 가정에서 실제로 돌봐주는 사람은 가족이니 본인뿐 아니라 가족들도 치료방법을 자세히 숙지했으면 하는 바람이다. 본인만 있으면 주의해야 할 사항을 말해도 듣고 싶지 않은 내용이나 듣기 귀찮을 때는 통과해 버리는 경우가 있다. 이래서는 아무리 좋은 약을 처방해도 치료효과가 상승되지 않는다. 바쁘다는 이유로 재진 때부터 동반하는 경우가 있는데 가능하면 초진부터 동반하길 바란다.

의사에게 지나치게
의존하는 환자는
회복이 더디다

병은 의사와 환자가 이인삼각으로 치료하는 것
살아갈 기운조차 없어 보이는 '의지 형'은 곤란하다

　자신이 심한 중병에 걸린 것처럼 연출하는 환자가 있다. 또한, 모든
일에 "선생님께 맡길게요"라는 식으로 의사에게 전폭적으로 의존하
려는 환자도 있다. 의사에게 있어 이렇듯 삶의 의지도 병을 이길 기력
도 없는 환자들은 골칫거리다. 의사는 최선의 방법이라 생각되는 치
료방법을 연구해 제안하나, 병을 고치는 것은 사실상 환자 자신의 힘
이 절반 이상이다.

　반드시 건강해지겠다는 의지가 자기면역력을 높여 치료를 지속할
수 있는 원동력이 된다.

또한, 의사의 진단을 신뢰하지 못하고 '그 약을 먹고 낫지 않으면 어떻게 합니까?' 하고 부정적인 생각을 고집하는 환자도 곤란하다. 우선 약을 먹고 진행 상태를 보는 것이 실제로 긍정적인 치료효과를 낳는 사례가 많다.

진료할 때의 복장은
쉽게 벗을 수 있는
것이 좋다

벗는 데 시간이 걸리는 속옷,
주사를 맞는 데 소매를 걷을 수 없는 셔츠는 피해야 한다

환자의 배를 옷 위로 만지는데 짤랑짤랑 소리가 난다. "어?" 하는
얼굴을 하자 "죄송합니다, 선생님"이라고 대답한다. "진료 때 코르
셋은 벗어주세요."

복부의 진찰이 필요할 때는 옷을 올리기에 편한 복장으로 진찰을
받아야 한다. 원피스는 불편하므로 블라우스와 스커트, 티셔츠가 좋
다. 가장 편리한 것은 앞이 터진 셔츠다. 머리부터 뒤집어쓰는 타입
의 스웨터는 가슴과 등을 청진기로 진료할 때면 벗어야 한다.

무릎을 진료할 때 팬티스타킹은 벗는다. 그 중에는 보디슈트나 교

271

정 속옷을 입은 채로 진찰을 받는 환자도 있다. 옷을 벗는 데만 10분 가까이 걸린다. 이럴 때면 '다음 환자 들어오세요!' 라고 외칠 수밖에 없다. 진찰을 받을 때는 손쉽게 벗을 수 있는 속옷과 겉옷을 입도록 한다.

또한, 혈액을 채취하거나 주사를 맞는데, 소매를 걷을 수 없는 딱 달라붙는 티셔츠를 입고 오는 환자가 있다. 배가 아픈데 청바지를 입고 오는 환자도 있다. 모두 부적합하다.

구두나 화장에도 신경을 쓰자
진찰을 방해하지 않는 것이 좋다

신발에도 신경을 쓸 것. 다리를 다쳤는데 부츠를 신고 내원한 환자가 있어 놀랐던 경험이 있다. 샌들을 신고 올 필요까지는 없지만, 일일이 신발 끈을 풀지 않으면 벗을 수 없는 구조의 신발은 진찰 시 불편하다.

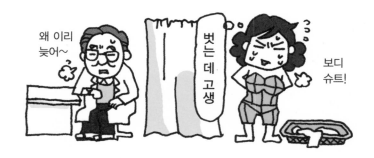

화장은 엷게 하는 정도라면 괜찮다. 그것보다 매니큐어는 바르지 않고 온다. 손톱의 색과 상태를 보고 판단을 내려야 할 경우도 있기 때문이다. 또한, 자줏빛 립스틱은 진료할 때 입술색을 관찰할 수 없다. 짙은색 립스틱도 정확한 진단에 방해가 된다. 더욱이 안과진료를 받는데 마스카라를 하고 오는 것은 방해가 된다. 가능한 화장을 하지 않은 맨얼굴로 진료를 받는 것이 가장 좋다.

감사의 마음을
전달하는 방법

고가의 사례는 필요치 않다
수술 후에는 마취의사에게도 감사의 마음을 전하자

　의사나 간호사에게 사례하는 행위는 어느 의료기관이나 거절하는 경우가 많다. 특히 국립병원에서는 철저하게 배제하고 있다.

　하지만 신세를 진 의사나 간호사에게 감사의 마음을 전달하고 싶은 것은 자연스러운 감정이라 생각한다. 대학병원 등 규모가 큰 병원의 경우, 담당 의사는 로테이션 근무가 많고, 주치의를 특별히 정하는 일이 어려울 때가 있다. 이럴 때는 회진 담당의사, 거즈 교환 등 항상 자신의 뒤처리를 해주는 의사에게 사례를 전달하면 된다.

　의외로 간과하기 쉬운데, 수술을 받았을 경우에는 마취의사에게도

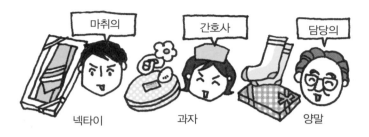

고가의 사례는 불필요

마취의 — 넥타이
간호사 — 과자
담당의 — 양말

감사의 마음을 전달한다면 매우 좋은 일이라 생각된다. 수술의 성공 여부에 마취의사의 기여도가 크기 때문이다.

간호사는 여럿이 담당하므로 모두가 나눌 수 있는 것(과자 등)이 알맞다.

요즘 인기 있는 와인은 어떻겠냐는 의견도 있을 텐데, 술보다는 상품권이 인기가 있다. 과자나 넥타이 등도 대단히 선호할 것으로 생각한다. 의외로 기쁘게 받는 품목은 양말이 아닐까. 나는 양말을 받았을 때 가장 기쁘다.

휴대전화의 전자파는 집중력을 떨어뜨린다

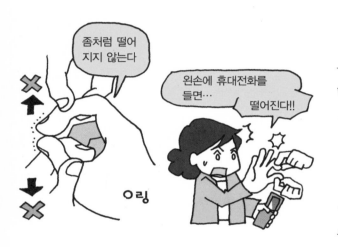

좀처럼 떨어
지지 않는다

왼손에 휴대전화를
들면…

떨어진다!!

O링

'O링' 실험을 해보자. 오른손의 검지와 엄지로 만드는 'O링'은 다른 사람이 힘껏 잡아당겨도 쉽게 떨어지지 않는다. 그런데 왼손에 휴대전화를 들고 똑같은 실험을 해보면, 손가락 'O링'은 쉽게 풀린다. 휴대전화에서 나오는 전자파의 영향으로 집중력이 떨어진 탓이다. 이렇게 전자파에 노출되면 작업 능률이 저하되거나 학습능력이 떨어진다는 지적이 있다.

휴대전화의 전자파는 우리의 '건강 링'도 쉽게 풀어버린다. 두통, 불안, 식욕부진, 불면증 등과 같은 자율신경실조로 인한 여러 가지 불쾌한 증상이 휴대전화의 전자파에 의한 것이라는 의혹이 높다.

이동통신사들도 전자파에 대한 대책을 강구하고 있는 실정이고, 그래서 최근에는 안테나를 뽑아 쓰는 기종이 사라졌다. 휴대전화는 직접 귀에 대고 통화하기 때문에 귀 근처에 안테나가 있으면 전자파가 직접적으로 측두엽側

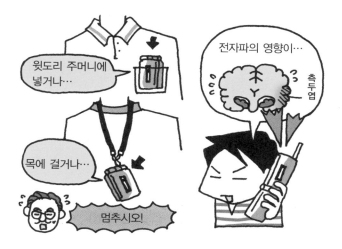

頭葉의 신경세포를 공격할 위험성이 있다. 현재 대부분의 휴대전화 안테나는 기기 내부에 내장되어 있다. 전화통화 시 뇌에 전자파의 영향을 최대한 줄이기 위한 방책이다.

현대사회에서 휴대전화 없이 생활한다는 것은 상상도 할 수 없다. 따라서 전자파에 대한 대책을 강구한 후에 적절하게 사용해야 한다. 전원이 켜져 있는 상태의 휴대전화는 몸에 직접 휴대하지 말고, 가방이나 핸드백 속에 넣고 필요할 때마다 꺼내 사용하도록 한다. 주머니에 넣거나 목에 거는 등의 행동은 삼가해야 한다. 전자파 방지용 스티커를 기기에 붙이는 것도 한 방법이다.

우유로 골다공증은 개선되지 않는다

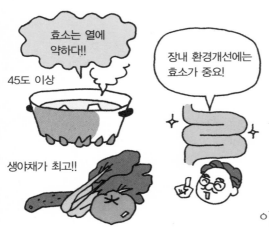

효소는 열에
약하다!!

45도 이상

장내 환경개선에는
효소가 중요!

생야채가 최고!!

우유·치즈·쇠고기는 건강하게 사는 데 꼭 필요한 완전식품으로 인식하고 있으나, 소에서 얻어지는 성분이기 때문에 섭취한 양만큼 인체 내에서 활용되는 효율은 낮다.

뼈의 밀도가 낮아져 뼛속에 구멍이 생기는 '골다공증'의 예방과 치료에 칼슘이 풍부한 우유가 효과가 높은 것으로 알려져 있으나, 우유보다 '두부'를 섭취할 것을 권장한다.

건강을 유지하는 비결 중 하나는 객체의 면역력을 증진시키는 것이다. 그러기 위해서는 면역력의 열쇠가 되는 장내세균을 활성화시키는 것이 무엇보다 중요하다.

음식이 함유한 효소의 활동을 충분히 살려줄 수 있다면, 장내환경을 개선할 수 있다. 단, 음식에 함유된 효소는 45도 이상으로 가열하면 효력이 사라지므로, 재료를 푹 삶거나 찌는 등의 가열을 하지 않은 상태로 먹는 것이 가장 좋다. 그러므로 싱싱한 생야채를 그대로 섭취하는 것이 효소가 힘을 발휘하는 데 가장 적합한 방법이라 할 수 있다.

*편집자 주 : 초판에서 빠졌던 내용을 저자의 의도에 충실하기 위해 추가합니다.

맺음말

모교인 시케이慈惠병원에 들어서면, 맨 처음 눈에 들어오는 것이 '병을 보지 말고 사람을 보라'라는 문구다. 환자의 질환과 병명에만 정신을 빼앗겨 환자 주변의 환경이나 고민, 호소 등과 같은 본질을 무시한다면 병은 낫지 않는다. 환자의 생명, 참된 건강이 중요하다는 가르침이다. 메이지시대(제2차 세계 대전)에 해군 지휘관이였던 다카기 (시케이 병원 창시자)는 전쟁 중 많은 사망자를 낸 각기병에 대하여, 원인이 육군의 흰쌀 밥에 있다고 주장했다. 그러나 당시, 모리오가 이 끄는 육군은 흰쌀밥이야말로 군인의 자긍심이며 흰쌀밥을 먹겠다는 일념 하에 많은 병사들이 싸움에 임할 것이라고 설명했다. 다카키가 이끄는 해군은 보리밥과 야채 중심으로 일찍부터 비타민 B와 C의 효과에 주목하고 있었다. 계속되는 충고에도 육군은 듣지 않았고, 결국 두 척의 군함을 앞세워 일본에서 영국에 이르는 긴 항해 길에 올랐다. 배는 백미 중심의 육군식단과 종래의 해군식단으로 나뉘었다. 결과는 명백하게 갈렸다. 육군식단을 고집하던 배는 수백 명의 각기병 환자를 배출했고 상당한 수의 사망자가 나왔다. 한편 해군식단의 군함에서는 단 한 명의 환자도 나오지 않고 전원이 건강하게 영국항에 도착했다. 그 후 육군의 식단도 개선되어 병사의 생명은 물론, 그 후의 싸움에서도 큰 성과를 올렸다.

　역사는 때로 비참한 것이다. 환경파괴나 공해, 신형 바이러스 등 우리 생활에 많은 위험이 나타나고 사라지는 일을 반복한다.

　나는 시골의 작은 산부인과를 경영하는 가정에서 자랐다. 매일 출산이 있었을 정도로, 당시에는 전후 평화의 상징처럼 신생아들이 태어나고 자랐다. 아버지는 산후조리의 중요성을 강조해 따뜻하고 영양 균형을 맞춘 신선한 음식공급에 큰 비중을 두었다. 그래서 나는 초등학교에 들어가기 전까지 닭과 사투를 벌이면서 막 낳은 100개의 달걀을 닭장에서 수집하고, 학교에서 돌아오는 즉시 누이 세 명과 함께 저녁준비를 거들어야 했다. 나는 퇴원축하를 위한 치라시 초밥(밥 위에 생선이나 야채를 뿌려 만드는 초밥)에 필요한 달걀지단 30장을 부치는 것과 야채 튀김 80인분을 튀기는 역할을 맡았다. 된장국은 먹기 전에 따뜻하게 데우고 밥은 당시에도 꼭 밥통에 넣었다가 한 공기씩 퍼서 먹었다. 그래서 우리 병원은 식사가 맛있기로 유명한 병원이었다. 식사를 중시하는 아버지의 의료를 나는 항상 자랑스럽게 생각했다. 환자의 질병을 고치고, 회복을 돕는 것은 의술을 생업으로 삼는 병원에서 당연한 일이나, 나는 항상 건강의 참된 중요함을 환자가 자각할 수 있도록 진료에 임하고 있다.

　졸업하고 처음으로 근무한 병원의 고故 우치다 하지메 원장님이 "히라이시, 오늘부터 네 눈앞의 환자를 놓치지 않도록 해라. 환자의 호소를 진심으로 귀 담아 들을 것이며 병病이 아닌 인人을 고치도록 해라!"라는 가르침을 받았다. 그때의 예리한 눈빛은 아직까지도 나를 독려하고 있다.

개업의가 된 것을 나는 자랑스럽게 생각한다. 많은 훌륭한 환자들에게 둘러싸여 많은 것들을 배우고 있기 때문이다. 일류 프로 스포츠 선수나 역사에 길이 남을 배우부터 공부를 죽어라 싫어하는 아이들에 이르기까지 매일이 정녕코 즐겁다. 진심으로 감사해야 할 일이다.

이 책을 읽어주신 많은 분들이 건강에 더욱 자신감을 가지고, 생동감 넘치는 삶을 살 수 있다면 무엇보다 기쁘겠다. 어느 누구도 질병에 걸리고 싶은 사람은 없다. 하지만 건강하려고 무리하는 것 또한 좋지 않다. 우리 모두 자신의 삶을 사랑하고 노력하자! 살다 보면 반드시 좋을 일이 있을 테니⋯⋯.

히라이시 다카히사

우리집에 꼭 필요한
건강 상식

초판 1쇄 발행 2008년 5월 8일
초판 3쇄 발행 2009년 1월 30일

지은이 | 히라이시 다카히사
옮긴이 | 안윤선
펴낸이 | 한 순 이희섭
펴낸곳 | 나무생각
편집 | 정지현 이은주
디자인 | 노은주
마케팅 | 나성원 김종문
관리 | 김훈례

출판등록 | 1998년 4월 14일 제13-529호
주소 | 서울특별시 마포구 서교동 475-39 1F
전화 | 02)334-3339, 3308, 3361
팩스 | 02)334-3318
이메일 | tree3339@hanmail.net
홈페이지 | www.namubook.co.kr

ISBN 978-89-5937-148-8 03510